家庭保健必备手册

高血脂
中医食养方

主　编　柴瑞震

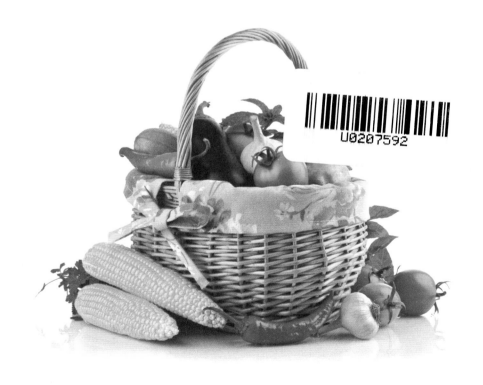

江西科学技术出版社

图书在版编目（CIP）数据

高血脂中医食养方 / 柴瑞震主编. -- 南昌：江西
科学技术出版社，2014.4（2020.8重印）
ISBN 978-7-5390-4999-1

Ⅰ.①高… Ⅱ.①柴… Ⅲ.①高血脂病—食物疗法
Ⅳ.①R247.1

中国版本图书馆CIP数据核字(2014)第045239号

国际互联网（Internet）地址：http://www.jxkjcbs.com
选题序号：KX2014014
图书代码：D14021-102

高血脂中医食养方
GAOXUEZHI ZHONGYI SHIYANGFANG

柴瑞震　主编

出　　版	江西科学技术出版社	
社　　址	南昌市蓼洲街2号附1号	
	邮编：330009　　电话：（0791）86623491　86639342（传真）	
印　　刷	永清县晔盛亚胶印有限公司	
项目统筹	陈小华	
责任印务	夏至寰	
设　　计	松雪图文　王进	
经　　销	各地新华书店	
开　　本	787mm×1092mm　1/16	
字　　数	260千字	
印　　张	16	
版　　次	2014年4月第1版　　2020年8月第2次印刷	
书　　号	ISBN 978-7-5390-4999-1	
定　　价	49.00元	

赣版权登字号-03-2014-52

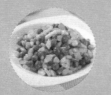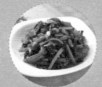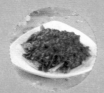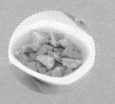

目录

Part 1 关于高血脂，您必须了解的知识

Part 2 四类原发性高血脂的饮食、按摩调养法

目录

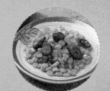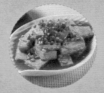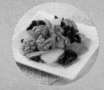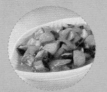

Part 3 四类高血脂并发症的食疗、按摩调养法

高血脂合并肾病

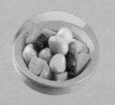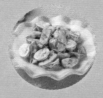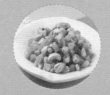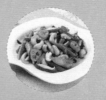

Part 4 患了高血脂,这些东西你就要慎食或禁食了

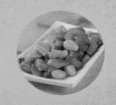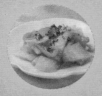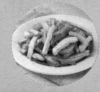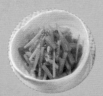

目录

Part 5 即使患了高血脂,这些东西你也可以随便吃

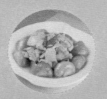
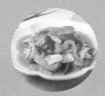
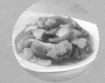
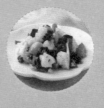

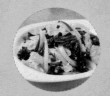
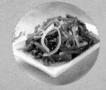
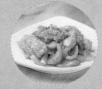
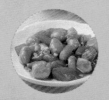

目录

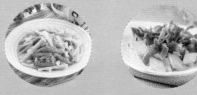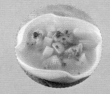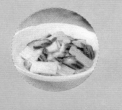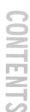

Part 6 39种常用降脂中药材

目录

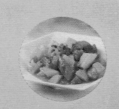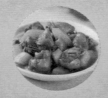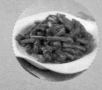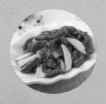

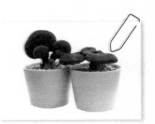

Part 1

关于高血脂，
您必须了解的知识

近年来，患高血脂的人数逐年增加，其年龄跨度也逐渐增大，上至老人下至幼儿。而且高脂血症患者中，75%的患者无明显临床症状，但随时都有发病的可能，它的危害具有隐匿性、逐渐性、进行性和全身性，尤其对心、脑、肾血管的危害重大，是心脑血管疾病发病的基础，被人们形象地称为"无声的杀手""多病之源"。

高脂血症已经成为影响身体健康的又一重要危害，我们应该科学认识高血脂，改掉那些可能导致高血脂的不良生活方式。对于高血脂的易患人群而言，更应该学会提高警惕。另外，在不同年龄阶段，人们应该采取的预防措施也不尽相同，所以高血脂的预防应从娃娃抓起。

让我们一起揭开高脂血症，这一"现代生活方式病"的神秘面纱，甩掉疾病的困扰，随时保持健康状态。

科学认识 高血脂

　　高血脂究竟是一种什么病呢？它又是怎么形成的呢？对我们究竟有什么危害呢？我们又怎么知道自己得了高血脂呢？让我们来为您一一解答，让您更加全面、科学地认识高血脂。

什么是血脂？

　　"血脂"广泛存在于人体中，它们是生命细胞基础代谢的必需物质。具体来讲，它是血液中所含脂类物质的总称，是生命细胞基础代谢的必需物质，主要包括胆固醇、甘油三酯、磷脂和游离脂肪酸等。血脂的主要成分是甘油三酯和胆固醇。其中甘油三酯参与人体内能量代谢，而胆固醇则主要用于合成细胞浆膜、类固醇激素和胆汁酸。

　　胆固醇（简写为CH），约占血浆总脂的1/3，分为游离胆固醇和胆固醇酯两种形式，其中游离胆固醇约占1/3，其余的2/3与长链脂肪酸酯化为胆固醇酯。

　　甘油三酯（简写为TG），即中性脂肪，约占血浆总脂的1/4。

　　磷脂（简写为PL），约占血浆总脂的1/3，主要有卵磷脂、脑磷脂、丝氨酸磷脂、神经磷脂等，其中70%～80%是卵磷脂。

　　游离脂肪酸（简写FFA），又称非酯化脂肪酸，约占血浆总脂的5%～10%，它是机体能量的主要来源。

　　血脂并不能独立存在，它主要以脂蛋白的形式存在于人体中。因为脂类本身不溶于水，它们必须在血液中与蛋白质结合，形成脂蛋白以后，才能以溶解的形式存在于血浆中，并随血液流到全身各处。

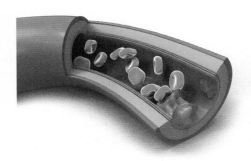

　　血浆脂蛋白用超速离心法又可分为乳糜微粒（CM）、极低密度脂蛋白（VLDL）、低密度脂蛋白（LDL）以及高密度脂蛋白（HDL）4种。而用区带电泳法也可相应地把血浆脂蛋白分为CM、前β（Preβ）、β及α脂蛋白4种。

血脂的来源

血脂的来源主要有两条途径：一是外源性的，我们从吃进的食物中摄取的脂类经消化吸收进入血液；二是内源性的，由我们身体内肝、脂肪细胞及其他组织合成后进入血液。

内源性的血脂和外源性的血脂是相互制约、相互影响的。当我们摄取过多高脂肪、高胆固醇的食物（如奶油、动物肝脏等）后，肠道内的血脂水平升高，内源性脂肪就会受到抑制，血脂的浓度始终保持相对平衡。人体血液中甘油三酯、胆固醇主要靠自身合成，但食物的影响不容忽视，毕竟它们是合成所需要物质的原料。当进食过多的动物脂肪（可成为肝、小肠合成胆固醇的原料），有肾病综合征、先天性脂代谢障碍以及肝脏代谢障碍时，就会导致血脂浓度持续升高，可能形成高脂血症。

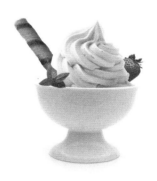

如何检测血脂？

血脂检查是对血液（血浆）中所含脂类进行的一种定量测定方法。通常是在禁食12～14小时后空腹抽血。

因为血脂受到许多因素的影响，所以如果一次检验结果接近或超过血脂异常判断值，还不能够判定为高脂血症，应间隔1～2周，再次抽血复查。如果两次检测的结果都超过正常值，而且所得数值相差不超过10%，就可以判断为高脂血症，并可决定治疗措施。

什么是高血脂？

血液中脂质水平高于正常值，即为高血脂，它是人体脂肪代谢异常的表现。由于脂质不溶或微溶于水，又必须与蛋白质结合并以脂蛋白形式存在，所以高脂血症又常被称为高脂蛋白血症。

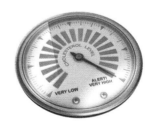

血脂主要是指血清中的胆固醇和甘油三酯，所以高脂血症主要表现为高胆固醇血症、高甘油三酯血症，或两者兼有的混合性高脂血症。

高血脂的分类

根据高血脂的病因分类，将高血脂分为原发性高脂血症和继发性高脂血症。

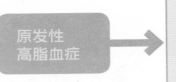

原发性高脂血症 包括家族性高甘油三酯血症，家族性Ⅲ型高脂蛋白血症，家族性高胆固醇血症，家族性脂蛋白酶缺乏症，多脂蛋白型高脂血症，原因未明的原发性高脂蛋白血症，多基因高胆固醇血症，散发性高甘油三酯血症，家族性高α脂蛋白血症。

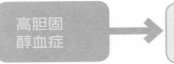

继发性高脂血症 包括糖尿病高脂血症，甲状腺功能减低，急、慢性肾功衰竭，肾病综合征，药物性高脂血症。

根据血清总胆固醇、甘油三酯和高密度脂蛋白-胆固醇的测定结果，将高脂血症分为四种类型：高胆固醇血症、高甘油三酯血症、混合型高脂血症、低高密度脂蛋白血症。

高胆固醇血症 血清总胆固醇含量增高，超过5.2毫摩尔/升，而甘油三酯含量正常，即甘油三酯<1.7毫摩尔/升。

高甘油三酯血症 血清甘油三酯含量增高，超过1.7毫摩尔/升，而总胆固醇含量正常，即总胆固醇<5.2毫摩尔/升。

混合型高脂血症 血清总胆固醇和甘油三酯含量均增高，即总胆固醇超过5.2毫摩尔/升，甘油三酯超过1.7毫摩尔/升。

低高密度脂蛋白血症 血清高密度脂蛋白-胆固醇（HDL-C）含量降低，<0.91毫摩尔/升。

高血脂的危害

　　高血脂患者血液中血脂过多，导致血液黏稠度增高，脂类物质在血管壁内膜沉积，逐渐形成小"斑块"，这些斑块会不断增多、增大，致使血管管腔狭窄，血液流通不畅，进而引起一系列并发症，如果重要器官动脉供血不足，就会导致更为严重的后果。

●高血脂可能导致高血压

　　血脂在体内积聚，当它在人体内形成动脉粥样硬化以后，会影响到心肌的正常功能，大量血管紧张素转化酶被激活，血管动脉痉挛，从而使肾上腺分泌升压素，引起血压升高。影响血压升高的因素还有血管的外周阻力、动脉壁的弹性以及血液黏度，而这三种因素与高脂血症都有直接关系。

●高血脂可能导致冠心病

　　长期血脂过高容易形成动脉粥样硬化，使冠状动脉内血流量变小、血管腔内变窄，心肌注血量减少，这样会造成心肌缺血，从而导致心绞痛，形成冠心病。高血脂是引起冠心病最为危险的因素之一。研究发现，控制血清总胆固醇能有效降低冠心病的发生率，同时调节血脂也是防治冠心病最基本的治疗方法。

●高血脂可能导致动脉硬化

　　大量脂类物质蛋白在血浆中沉积会降低血流速度，通过氧化作用沉积在动脉血管内皮上，长期黏附在血管壁上，损害动脉血管内皮，长时间堆积则容易形成动脉硬化。

●高血脂可能导致脑梗死

　　当血液中胆固醇增高时，容易形成动脉硬化斑块，这些斑块容易造成动脉管腔狭窄，引起相应部位缺血损伤甚至坏死。当动脉硬化发生在脑血管时，可引起脑梗死。

●高血脂可能加重糖尿病

　　高血脂可加重糖尿病，也是引发糖尿病晚期并发症的重要原因，如冠心病、眼底坏死、肾脏病变、神经病变等，积极治疗高血脂可以有效地预防这些并发症的发生。

●高血脂导致脂肪肝

　　持续血脂升高会导致脂肪在肝脏内大量蓄积，当肝动脉粥样硬化后，肝小叶受到损伤使其结构发生变化，这就可能导致肝硬化，甚至严重损害肝功能。高血脂患者和长期大量饮酒者、肥胖症患者、糖尿病患者、腹部脂肪堆积者和病毒性肝炎患者，都是脂肪肝的高发人群。

高血脂的早期症状

高脂血症早期往往无明显症状，绝大多数的高脂血症患者自己本身并没有感觉，在检查身体，或者做其他疾病检查时才被检测发现。

（1）早晨起床后感觉头脑不清醒，早餐后或可改善，午后极易犯困，但夜晚常常失眠。

（2）眼睑上出现淡黄色的小皮疹，为米粒大小，略高出皮肤。

（3）小腿腿肚经常抽筋，时常感到刺痛。

（4）面部、手部出现较多黑斑，斑块较老年斑略大，颜色更深。

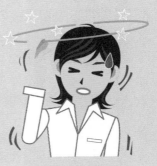

（5）经常出现视力模糊、头晕、疲乏无力、失眠健忘、视力减退、食欲差、肥胖、肢体麻木、胸闷、心悸等症状。

这些都可能是高脂血症的早期征兆，甚至是其并发症的早期征兆，所以当你感觉身体不适时应及时去医院检查，确保身体健康。

另外，有些特异的症状可能与高血脂相关，在日常生活中也可以多留意，以及时排除高血脂隐患。

（1）耳垂前出现耳褶，即耳垂前面的皮肤不平整，不光滑，出现皱褶。皱褶可深可浅，可多可少，一般是一个。

（2）眼角膜出现老年环，眼角膜周围有一个圆形白色或淡黄色环形斑，因角膜没有血管供给，全靠细胞之间营养渗透。老年环反映胆固醇在该处的存积与脑动脉硬化有关。

（3）皮肤表面出现黄色瘤，皮肤表面生长的斑块或丘疹状黄色结节，结节内聚集了吞噬脂质的巨噬细胞(黄色瘤细胞)。

（4）掌纹出现改变，有人观察血脂增高和脑动脉硬化者94%有掌纹变化，表现在双手掌中指根部的掌纹有"+"字、"井"字、星状的改变。"丹溪心法"中说："有诸内者，必形诸外。"即体内有病变者，必然会表现在外部。掌纹的数量越多、范围越广，表示血脂增高时间也越长。

引起继发性高血脂的疾病

继发性高血脂是指由其他原发疾病所引起的高血脂。继发性高脂血症需要明确其原发疾病，标本兼治，才能有效控制血脂。可导致继发性高脂血症的疾病很多，最常见的有以下几种。

● 糖尿病

糖尿病与高血脂关系密切，在临床上，2型糖尿病患者常伴有高脂血症。这也许与糖的代谢、脂肪的代谢有着密切的联系，由于血糖升高，胰岛素分泌不足，增加极低密度脂蛋白的分泌，致使甘油三酯和胆固醇升高，引起高脂血症。

● 甲状腺疾病

甲状腺激素对脂质代谢有一定调节作用，任何甲状腺疾病导致体内甲状腺激素分泌过多或过少都会引起血脂变化。甲状腺功能减退者，由于体内甲状腺激素分泌减少，致使血中低密度脂蛋白和甘油三酯的水平升高，从而引发高脂血症。所以治疗该类疾病时需定期检查血脂。

● 肝脏疾病

脂类物质是在肝脏进行加工、生产和分解、排泄的，当肝脏疾病导致肝脏脂肪代谢出现异常时，则可能导致高脂血症。

● 肥胖症

随着体内脂肪的增加和某些酶活性的下降，可能导致脂类代谢异常，继而引起血甘油三酯、胆固醇含量增高，导致高脂血症。

● 肾脏疾病

肾脏疾病可能会增加患上高血脂的几率，因为低蛋白血症所致的胶体渗透压降低或尿内丢失一种调节因子而引起肝脏对胆固醇、甘油三酯及脂蛋白的合成增加。肾病综合征使脂蛋白脂肪酶活性降低，从而引发高脂血症。

● 其他

酒精中毒、系统性红斑狼疮、胆道阻塞，长时间运用噻嗪类利尿剂、口服避孕药，绝经后女性等都有可能导致血脂异常。

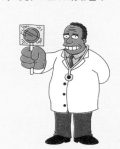

易患高血脂的人群

高血脂有着一定的青睐人群，并且日常生活中能够导致高血脂产生的原因也有很多，而一旦患上高血脂，对身体的损害是隐匿性的、逐渐性的、进行性的和全身性的，所以对于高血脂易患人群来说，高血脂的预防是很重要的。

●有生活、精神、饮食方面问题的人

有不良的饮食习惯者。不按三餐进食，或一餐吃得很多，或总喜欢吃大鱼大肉，挑食偏食，或晚餐吃得太晚，都会导致血脂升高。

不爱运动者。长期不运动会导致身体的代谢循环出现问题，也容易发生高脂血症。

精神压力大者。长期处于紧张、焦虑的状态，会使血管收缩，脂质更易在血管壁内沉积，从而诱发高脂血症或其他心脑血管疾病。

长期大量饮酒、吸烟者。饮酒过多易造成热能过剩，从而导致肥胖；同时，酒精可能在体内转变为乙酸，使脂肪酸在肝脏内合成为甘油三酯，而且极低密度脂蛋白的分泌也增多，长期大量饮酒易引起高脂血症。吸烟会引起或加重血脂异常，其原因与嗜烟者血清中总胆固醇及甘油三酯水平升高、高密度脂蛋白胆固醇水平降低有关。

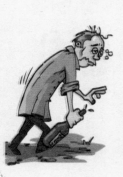

●40岁以上男性或绝经后妇女

随着年龄的增加，肝脏自身清除脂肪的能力下降，加之生活压力，工作应酬多，40岁左右的男性患上高血脂的几率大大增加。40岁以上的男性应作为血脂检查的重点对象，防患于未然，避免高血脂的发生。

●有家族遗传的人群

部分高脂血症具有家族聚集性，有明显的遗传倾向。另外，亲属中，尤其是直系亲属中有心脑血管疾病尤其是动脉粥样硬化、冠心病早发病或早病逝者，这样的人群患上高血脂的几率也会明显增加。

●高血压、冠心病等疾病患者

本身患有高血压、冠心病、肥胖症、甲状腺机能减退症、糖尿病、肾病综合征、阻塞性黄疸、女性更年期综合征等疾病的人，如果没有很好地控制自己的病情，高脂血症很可能会伴随而生。

高血脂的检查与判断

　　了解了高血脂的一般常识，我们将告诉您如何检查与判断的相关知识。血脂检查是准确诊断高血脂的重要依据，可作为一项常规的健康体检，尤其是高血脂的易患人群更应该定期检查血脂。

哪些人应定期检查血脂？

　　根据目前研究情况，一般推荐以下人群作为接受血脂检查的对象：

　　（1）有冠心病、动脉硬化等心脑血管疾病者。

　　（2）高血压、糖尿病或肥胖症者。

　　（3）家族中（直系亲属）有冠心病早发病或早病死者。

　　（4）有黄色瘤或黄疣者。

　　（5）有家族性高脂血症者。

　　（6）40岁以上男性，绝经后女性。

　　（7）有不良生活习惯者：长期大量吸烟、饮酒、睡眠不足的人，主食量过大、副食量很少，爱吃甜食、高油脂、高胆固醇饮食的人

　　（8）已经出现不适症状的人群：经常出现头晕、头痛、失眠、健忘，视线模糊，记忆力减退、注意力不集中，胸闷、气短、心悸以及四肢麻木等症者。

血脂检查应该去医院哪个科室？

　　单纯做血脂的检查在一般内科都可以，但当发现化验结果异常，很多人就不知道应该去哪个科室看病。现在开设专门的高血脂门诊确实比较少，因为在临床上高血脂最主要的危害在于对心脑血管的损害，且心血管内科的医生对高血脂的研究最深入，所以，到心内科看病是高血脂患者的首选。

　　对于有并发症的患者也应根据其并发症来选择检查科室。如高血脂并发视力下降者，先到眼科做相关检查，排除眼部疾患，确定由高血脂引起后到心内科作对症治疗。高血脂并发黄色瘤者，宜到心内科和皮肤科，标本兼治。高血脂经常头晕者，宜选择心内科和神经内科。高血脂心绞痛者宜在心内科接受正规治疗。

血脂检查的内容

血脂检查的项目一般包括以下几类：

（1）总胆固醇（TC）和胆固醇酯（CHE）测定。

（2）甘油三酯（TG）测定。

（3）脂蛋白组分和亚组分测定。又可再分为高密度脂蛋白（HDL）、低密度脂蛋白（LDL）和极低密度脂蛋白 (VLDL) 三类，也即高密度脂蛋白胆固醇（HDL-C）、低密度脂蛋白胆固醇（LDL-C）和极低密度脂蛋白（VLDL-C）。

（4）磷脂（PL），主要是磷脂酰胆碱、磷脂酰乙醇胺和神经磷脂等测定。

（5）非酯化脂肪酸（又称游离脂肪酸，FFA）测定。

（6）微量的类固醇激素和脂溶性维生素测定。

（7）载脂蛋白测定。主要是载脂蛋白A I（ApoAI）和载脂蛋白ApoB。

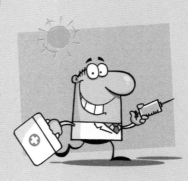

临床上检测血脂的项目较多，各个医院可能检查项目不同，但TC、TG、HDL-C和LDL-C是基本的临床实用的检测项目。对于任何需要进行心血管危险性评价和给予降脂药物治疗的个体，都应进行此4项血脂检测。

血脂检查前的注意事项

血脂检查结果容易受各种因素的影响而出现波动，为了尽量避免其他因素对检测结果的影响，建议患者进行血脂检查时应注意以下几个问题：

（1）采血前要求禁食12小时以上，检查的头一天晚上8点以后禁食，次日早上8～9点采取静脉血，即空腹12小时以上晨间取血。

（2）抽血化验前的最后一餐不吃过于油腻、高蛋白食物；不饮酒；检查前一晚不能吃得过饱。

（3）在生理和病理状态比较稳定的情况下进行化验，4~6周内应无急性病发作。血脂水平可随一些生理及病理状态变化。如：外部创伤、急性感染、高热、心肌梗死、妇女月经、妊娠等。

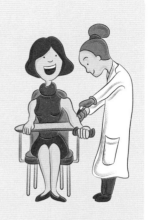

（4）不要在服用某些药物时检查，如避孕药、β受体阻滞剂、噻嗪类利尿剂等，这些药物都可影响血脂变化，导致检验的误差。

检查时也应该注意，抽血时应放松心情，避免因恐惧心理而造成血管的收缩，增加采血的困难。

血脂异常值分析参考表

测定项目	临床意义	毫克/分升（mg/dl）	毫摩尔/升（mmol/l）	结果判定
总胆固醇（TC）	代表血中所有的胆固醇，冠心病的重要监测指标	<200	<5.18	合适范围
		200~239	5.18~6.19	边缘升高
		≧240	≧6.22	升高
甘油三酯（TG）	代表血中所有甘油三酯的含量	<150	<1.7	合适范围
		159~199	1.70~2.25	边缘升高
		≧200	≧2.26	升高
低密度脂蛋白（LDL-C）	是目前最受重视的血脂指标	<130	<3.37	合适范围
		130~159	3.37~4.12	边缘升高
		≧160	≧4.14	升高
高密度脂蛋白（HDL-C）	是一项比较特殊的指标，它升高有利于健康，而过低会增加心血管病的危险	≧40	≧1.04	合适范围
		——	——	边缘升高
		≧60	≧1.55	升高
		<40	<1.04	合适范围

高血脂 的预防

高血脂是冠心病的"元凶"之一，当病变影响到心、脑、肾血管时，其危害已不可逆转，所以高血脂重在预防。针对不同年龄阶段和不同疾病阶段的人群采取不同的防治措施，不仅可以预防高血脂的发生，还能减少高血脂并发症的发生率和死亡率。

高血脂的一级预防

一级预防，即病因预防，是防患于未然，在疾病还没有发生时，针对致病因素采取相对应的措施，以达到预防疾病、在萌芽状态消灭疾病的目的。

对高血脂采取一级预防措施是针对没有高血脂，但有极大可能患上高血脂的人群而设定的，目的在于帮助高血脂易患人群纠正错误的行为习惯，避免高血脂的发生。

　　（1）定期进行健康体检。高血脂的高危人群必须定期进行健康检查，每3～6个月检测一次血脂。甘油三酯和胆固醇检测值超过正常值时要尽早治疗。

　　（2）注意自我保健，改变不良生活习惯。高血脂易患人群宜坚持三低饮食，即低油、低盐、低热量饮食，并且戒酒戒烟。生活要有规律，一日三餐定时定量，尽量减少不必要的应酬，不可暴饮暴食。要注意坚持锻炼身体，以散步、慢跑等有氧运动为主。尤其注意不能经常熬夜，劳逸结合才能预防血脂异常。避免精神紧张、情绪过激、胡思乱想等不良情绪刺激。

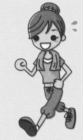

　　（3）积极治疗可引起高脂血症的疾病。已经患有甲状腺机能减退症、肾病综合征、糖尿病、肝胆疾病的患者应积极治疗，并随时监测血脂。

高血脂的二级预防

二级预防，被称为"三早"预防，即早发现、早诊断、早治疗，是对于已经发生的疾病，防止或减缓疾病继续发展而采取的措施。高血脂的二级预防主要是针对轻、中度高血脂患者设定的，目的在于采取及时有效的治疗措施，预防高血脂并发症的发生。

因为慢性疾病的大多病因并不完全清楚，因而要完全做到一级预防是不可能的，但是又由于高血脂等慢性病的发生大都是致病因素长期作用的结果，因此是可以做到早发现、早诊断并及时给予治疗的。

（1）饮食疗法。饮食要清淡，粗细搭配均衡；多食蔬菜、瓜果，少吃动物脂肪及含胆固醇的食物；晚餐不宜多食，尽量少吃甜食；常吃抑制血小板凝聚的食物，如黑木耳、三七等，防止血栓形成；多吃具有降血脂作用的食物，如洋葱、西芹、胡萝卜、苹果、猕猴桃、山楂、玉米等；多饮水，稀释血液。同时还应该戒烟戒酒。

（2）运动疗法。高血脂患者需要进行适当锻炼，做一些有氧运动，如慢跑、爬山、游泳等。

（3）药物疗法。目前调整血脂的药物很多，主要分为以下三类：他汀类、贝特类以及天然物药类。他汀类以降低胆固醇为主，如辛伐他汀、普伐他汀等；贝特类以降低甘油三酯为主，如力平脂等；天然物药类，对降低胆固醇和甘油三酯均有效，且可以升高高密度脂蛋白，具有综合调节血脂的功效，副作用小。药物治疗必须在医生指导下进行，并定期复查肝功和血脂。

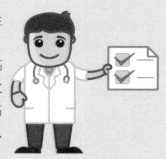

对于各种疗法宜根据自身情况适当选择。当高血脂患者的检测值略高于正常值时，主要是利用饮食疗法和运动疗法来降低血脂。当患者的检测值高出正常值很多时，就必须及时添加口服降脂药物以降低血脂水平。

高血脂的三级预防

三级预防，也被称为临床预防，是针对疾病已经发展至产生了并发症阶段的患者，旨在防止伤残和促进功能恢复，提高生存质量，延长寿命，降低病死率。主要是对症治疗和康复治疗措施。

高血脂的三级预防，主要是针对高血脂患者中出现了冠心病、胰腺炎、脑血管病等并发症者设定的，旨在保证病情的稳定，降低病残率及病死率。三级预防应注重患者的心理变化，帮助其消除忧愁、害怕、担心等不良心理，同时要定期检查，积极配合治疗。

儿童怎样预防高血脂

在人们印象之中，"三高"只有老年人会得，但如今，高脂血症的发病年龄在逐渐提前，甚至在幼儿和小学生中也屡见不鲜。儿童期的高脂血症可以延续至成年，预防儿童高脂血症还要从原因入手。

● 肥胖和超重

儿童肥胖是成人肥胖的高危因素，同时也与儿童高脂血症等密切相关，因此应对儿童肥胖予以高度重视。

● 有不良的运动习惯

户外活动时间过短、体力活动量过小等。

● 家族遗传要注意

家族中有高血脂、高血压、心脑血管疾病的患者，尤其是直系亲属中，如果有心血管疾病阳性病史者，那么该儿童患高血脂的概率就比较大。对于有高血脂家族遗传倾向的家庭，在孕期就应该开始注意，在妊娠末期的三个月，一定要注意平衡膳食、合理营养，以免使胎儿过重而造成肥胖儿。在婴儿期，宜坚持母乳喂养。

● 有不良的生活习惯

对于儿童易患人群，幼儿园和小学生阶段是预防高脂血症非常重要的一个阶段。这一个时期最容易养成不科学的生活习惯，如迷恋电视、电脑，从而危害身体健康。因此，家长一定要培养儿童养成好的生活习惯。

● 有不良的饮食习惯

经常性的高脂肪、高热量、高蛋白饮食，爱吃零食，且偏爱甜食、油炸油煎食品、带皮的禽类食品，而不爱吃蔬菜和水果、不喜素食等。

● 相关知识要牢记

家长要了解儿童高脂血症的相关知识，科学控制好孩子的体重，并在孩子出现危害健康的行为习惯时能够及时予以纠正。

中青年怎样预防高血脂

　　都市白领生活节奏快，工作压力大，饮食不规律，缺乏运动，约40%的人都有高血脂。研究表明，高脂血症的年轻化，除遗传因素外，与年轻人不健康的工作方式、生活方式等因素有关。饮食营养不平衡，如饱和脂肪酸摄入过多，微量元素及维生素摄入不足，再加上吸烟、喝酒等不良生活习惯导致血液黏稠、血脂高；工作忙碌，使得锻炼身体的时间越来越少，体质减弱；而且精神高度紧张或过度焦虑，往往会引起或者加重高脂血症的发生或发展，导致冠状动脉痉挛，成为心脏病的诱因。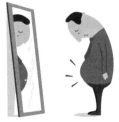

　　俗话说："冰冻三尺，非一日之寒。"要想将高脂血症的危害降到最低，最重要的是早期预防。如果不注意调整生活方式，长期工作压力过大、精神紧张、焦虑，过量食用高脂肪食物，酗酒、吸烟以及少动、久坐、长期熬夜等导致在中青年时身体过度消耗与透支，可能会导致组织器官提前衰老，等到年老时各脏器组织的衰老已经不可逆转，所以预防高血脂最好是从中青年开始。

● 要劳逸适度

　　生活要有规律，劳逸适度，有较好的睡眠与休息，调整自己的情绪，避免长时间紧张、郁闷等不良情绪的刺激。

● 应定期进行身体检查

　　应定期进行身体检查，主要的包括检查血压、血糖、血脂是否正常，这样可以在一定程度上预防"三高"的发生。

● 要注意健康饮食

　　对于忙碌的上班族而言，应尽量少吃快餐。饮食要平衡、多样化，除米面杂粮等主食均衡食用外，还应多摄入新鲜蔬菜、水果，为机体补充充足的维生素和矿物质，多吃鱼类、瘦肉，少吃动物油及糖、奶油等高脂肪、高热量食物，不暴饮暴食，勿饮烈酒、咖啡和浓茶。

● 要适度锻炼

　　根据自己的时间及体能情况，可选择适宜的锻炼方式，比如上班走楼梯取代电梯，去超市购物用自行车或者步行取代汽车等。

　　另外，做各种保健活动，如做健身操、散步、打太极拳等都是不错的选择，但不要超负荷运动。

老年人怎样预防高血脂

老年人由于生理功能减退，运动量减少，机体消耗代谢脂肪的能力下降，更容易患高血脂，所以老年人应积极预防高脂血症。

要坚持合理膳食 ➤ 饮食宜限制总能量，推荐低脂低胆固醇、高纤维的饮食，如馒头、米饭、面包、豆腐、豆浆、牛奶、瘦肉、鱼类以及各种蔬果。饮食上尽量少吃动物内脏，每日最多吃一个鸡蛋，用植物油取代动物油。

限制总能量 ➤ 老年人的基础代谢率降低，能量需要量比成年人低。患高脂血症的老年人则更应严格控制能量的摄入，每人每天的能量摄入要控制在29千卡/公斤体重之内，主食每天不宜超过300克。

优化生活方式 ➤ 生活方式要有规律性。适当参加体育活动和文娱活动，保持良好心态，尽量避免精神紧张、熬夜、过度劳累、焦虑等不良心理和精神因素对脂质代谢产生不良影响。所以，老年人要保持良好的心态。

要坚持药物调节 ➤ 老年人预防高血脂除了合理膳食、养成良好的生活习惯以外，还需要通过药物调节预防高血脂的发生。如山楂、丹参、葛根、银杏叶、决明子等中药材就是非常好的防治药物。

饮茶，戒烟限酒 ➤ 实验研究证明，各种茶叶均有降低血脂、促进脂肪代谢的作用。患高脂血症的老年人不妨多饮茶。长期吸烟或是酗酒均可使胆固醇和甘油三酯上升。老年人最好戒烟限酒。

要坚持定期参加体检 ➤ 老年人应每年进行1~2次的血脂检查，这样可以做到早发现，早治疗，避免延误病情诱发中风、冠心病等心脑血管疾病。

Part 2
四类原发性高血脂的饮食、按摩调养法

　　高血脂在人群中似乎早已"司空见惯"，多数发生于肥胖人群中，但是不是像人们说的那样只有肥胖人群才会出现高血脂呢？其实这是没有依据的，也是一个误区，高血脂并不分肥胖或瘦弱。从病因上分析，造成高血脂这一临床疾病的因素很多，主要有喜食肥甘厚腻之物，不喜欢运动，情绪喜怒无常，长期紧张等。

　　由于高血脂一般无临床症状，在诊断时主要以胆固醇、甘油三酯、低密度脂蛋白及高密度脂蛋白这四类数据的参考值作为诊断疾病的主要途径，所以根据其诊断指标的不同，可以将原发性高血脂分为高胆固醇高血脂、高甘油三酯高血脂、混合型高血脂及低高密度脂蛋白高血脂这四类。虽说这四类都是高血脂，但是在治疗上却有差别。单从饮食上讲，高胆固醇血症者应该少食胆固醇过高的食物，高甘油三酯血症者应该少食含脂肪酸、甘油三酯等成分过高的食物等。所以，要想针对性地治疗必须弄清自己属于哪一类高血脂。

高胆固醇（TC）血症

高胆固醇血症者是指单纯的胆固醇过高所引起的高血脂，其他指标皆在正常范围之内。此类病症患者一般注意饮食，多加运动后会有所缓解。

什么是胆固醇？

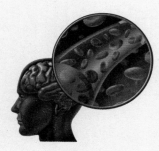

脂类是一大类有机化合物的统称，与有机物质和能量的代谢有着密切的关系。脂类物质主要分为两大类，一类是脂肪，人体内含量最多，是主要能量来源；另一类叫类脂，是生物膜的基本成分，约占体重的5%，包括磷脂、糖脂、胆固醇等。胆固醇又称"胆甾醇"，是一种类固醇及甾醇，是由甾体部分和一条长的侧链组成。人体中胆固醇的总量大约占体重的0.2%。

胆固醇广泛存在于动物体内，尤以脑及神经组织中最为丰富，在肾、脾、皮肤、肝和胆汁中含量也高。其溶解性与脂肪类似，不溶于水，易溶于乙醚、氯仿等溶剂。若血液中胆固醇的总含量过高，发生心血管疾病的概率会增大。

胆固醇在人体内扮演着重要角色，可以说是一种与生命现象息息相关的重要化合物。

①**构成细胞膜**。胆固醇是构成细胞膜的重要组成成分，细胞膜包围在人体每一个细胞外，胆固醇为它的基本组成成分，占质膜脂类的20%以上。研究表明，胆固醇能阻止双分子层的无序化；温度低时又可干扰其有序化，阻止液晶的形成，保持其流动性，可以说，胆固醇对于维持正常的细胞功能有着重要作用。

②**合成激素，维持生理代谢**。胆固醇是维持人体正常新陈代谢不可缺少的原料，是抗老防衰、延年益寿的重要物质，也是体内多种激素的重要原料，人体的肾上腺皮质和性腺所释放的各种激素，如皮质醇、醛固酮、睾丸酮、雌二醇以及维生素D、胆汁酸都属于类固醇激素，其前体物质就是胆固醇。

胆固醇的作用

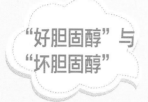

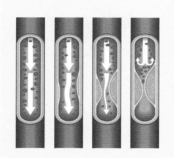

胆固醇可分为高密度脂蛋白胆固醇和低密度脂蛋白胆固醇两种。前者对心血管有保护作用，通常称之为"好胆固醇"，因为它就像血管里的清道夫，能将黏在血管上的多余的低密度脂蛋白胆固醇带回肝脏，排出体外，从而起到疏通血管、保护血管的作用，对人体有积极的、好的保护作用。

低密度脂蛋白胆固醇被称为"坏胆固醇"，这是因为它就是血管中需要清理的"垃圾"。当你吃下过多的脂肪，尤其是动物脂肪时，血液中的低密度脂蛋白就会升高，它从肝脏携带胆固醇到全身组织，在高血压、糖尿病、吸烟等危险因素的"共同作用"下，低密度脂蛋白胆固醇就会在血管壁沉积，形成动脉粥样硬化斑块。低密度脂蛋白升高是引发冠心病等心脑血管疾病的"罪魁祸首"，对人体造成危害，所以被称为"坏胆固醇"。

胆固醇过高或过低都会造成健康风险。理想的总胆固醇水平是在130毫克/分升～200毫克/分升之间，此时拥有最低的健康风险；低于130毫克/分升就需要检查是否有重病或营养不良，超过200毫克/分升也不健康。

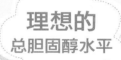

胆固醇在体内有着广泛的生理作用，但当胆固醇水平过高时便会导致高胆固醇血症，对机体产生不利的影响。现代研究发现，动脉粥样硬化、静脉血栓形成和胆石症，都与高胆固醇血症有密切的相关性。如果是单纯的胆固醇高，则饮食调节是最好的办法；如果还伴有高血压，则最好在监测血压的情况下，经医生确定为高血压，再使用降压药物。高胆固醇血症是导致动脉粥样硬化的一个很重要的原因，所以请引起注意。

胆固醇水平过低的危害

据统计，胆固醇水平越低，患尿道感染、菌血症、神经系统感染等疾病的发病概率越大，还可能患营养缺乏、后天免疫不良等症。此外，还容易造成出血型

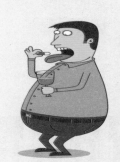

中风、忧郁等疾病；不过多数健康的人不用担心饮食会造成此风险，一部分纯素者会有因为饮食而造成胆固醇过低，饮食中只要有少量的鸡蛋、牛奶、鱼肉或其他动物性食品，大多不会造成胆固醇过低。

高胆固醇血症的饮食调养原则

①限制胆固醇的摄入量，胆固醇摄入量每日应控制在300毫克以下，血胆固醇中度以上升高者每日膳食胆固醇应控制在200毫克以下。少吃或忌吃胆固醇含量高的食物，如动物肝脏、肾脏以及蟹黄、鱼子、松花蛋等，蛋黄每周不超过2个。

②控制总热量，每天的饮食以全麦面包、燕麦、小米、土豆、南瓜为佳，不吃油炸食品和各类甜点。

③减少饱和脂肪酸的摄入量，少吃动物脂肪，尤其注意隐蔽的动物脂肪，如香肠、排骨等肉类及肉制品。

④增加不饱和脂肪酸的摄入量，食用油应以植物油为主，可选择花生油、葵花子油、橄榄油等，每天的摄入量应小于20克。

⑤补充优质蛋白质，如猪瘦肉、鱼、虾、豆制品等。

⑥膳食纤维可促进胆固醇排泄，减少胆固醇合成，降低血胆固醇。所以食物切勿过细过精，每日膳食不能缺少蔬菜、水果、粗粮等含纤维高的食物。富含膳食纤维的食物有玉米、小米、燕麦、菠菜、空心菜等。

⑦适当增加一些具有降血脂、降胆固醇作用的食物，如豆制品、大蒜、洋葱、海带、黑木耳、山药、山楂等。

⑧尽量不要饮用酒或含糖高的饮料，水分的补充以茶水、白开水为主。

降胆固醇菜例

白菜梗拌胡萝卜丝

●原料　白菜梗120克，胡萝卜200克，青椒35克，蒜末、葱花各少许

●调料　盐3克，鸡粉2克，生抽3毫升，陈醋6毫升，香油适量

●做法

①白菜梗洗净，切粗丝；胡萝卜去皮洗净，切细丝；青椒洗净，去籽切丝。

②锅中加水煮沸，放入盐和切好的食材，焯至食材断生，捞出沥干，装碗。

③往碗中加盐、鸡粉、生抽、陈醋、香油，撒上蒜末、葱花拌匀即可。

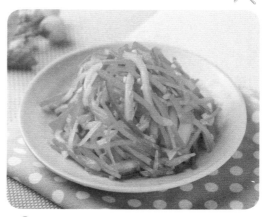

 食疗原理

　　胡萝卜含胡萝卜素、维生素B_1、维生素B_2、钙、铁，能降脂降糖。本品适合高血脂、糖尿病患者食用。

口蘑焖土豆

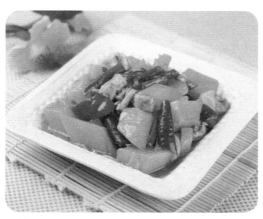

食疗原理

　　土豆含有维生素A、维生素C及矿物质，所含淀粉被人体吸收得较为缓慢，不会导致血糖和血脂过高，适合糖尿病、高血脂患者食用。

●原料　口蘑80克，土豆150克，青椒块25克，红椒块20克，姜片、蒜末、葱段各少许

●调料　盐3克，鸡粉2克，料酒、生抽、水淀粉、食用油各适量

●做法

①口蘑洗净切片；土豆去皮切块。分别入沸水中焯至食材断生，沥干备用。

②用油起锅，放姜片、蒜末爆香，放入土豆块、口蘑片、料酒、生抽、盐、鸡粉和适量水。

③小火焖至食材熟透，放青椒块、红椒块翻炒，水淀粉勾芡，放入葱段翻炒，炒出葱香味即可。

降胆固醇汤品

菠菜银耳汤

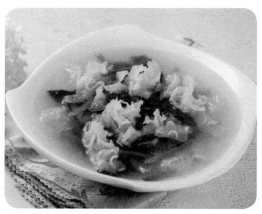

●原料　菠菜120克，水发银耳180克

●调料　盐2克，鸡粉2克，食用油适量

●做法

①将洗好的银耳去根，切成小块；洗好的菠菜切成段。

②锅中注水烧开，倒入适量食用油，放入切好的银耳。盖上盖，用中火煮5分钟，至银耳熟软。

③揭盖，加入适量盐、鸡粉，搅匀调味。放入菠菜段，搅拌匀，煮至熟软，将煮好的汤料盛入碗中即成。

 食疗原理

菠菜含有蛋白质、叶绿素，能补血止血、泻火下气、润肠通便，降低小肠对胆固醇的吸收，适合高血脂患者食用。

淡菜萝卜豆腐汤

●原料　豆腐200克，白萝卜180克，水发淡菜100克，香菜、枸杞、姜丝各少许

●调料　盐、鸡粉各2克，料酒4毫升，食用油少许

●做法

①白萝卜洗净切块，洗净的豆腐切成小方块，洗净的香菜切小段。

②砂锅中注水烧开，放入洗净的淡菜，倒入萝卜块。放入姜丝、料酒，煮沸后用小火续煮20分钟，至萝卜块熟软。

③放入洗净的枸杞、豆腐块搅拌，再加盐、鸡粉调味，煮至食材熟透。淋入食用油续煮，关火后盛出煮好的汤料，撒上香菜即成。

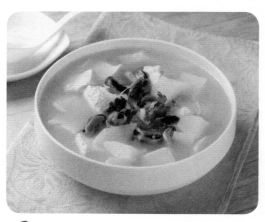

 食疗原理

豆腐中含有豆固醇成分，能降低胆固醇含量，抑制结肠癌的发生，防治心脑血管疾病。适合高胆固醇血症者食用。

对高胆固醇血症患者有好处的按摩法

按摩中脘穴

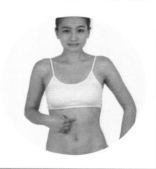

取穴方法　以人体前正中线为参考，肚脐以上4寸处。

按摩方法　左手掌在中脘下、右手掌在中脘上，以中脘为中心打圈按摩。沿顺时针方向40次，然后逆时针方向再做40次。

按摩功效　能减少腹部脂肪，降低胆固醇，同时对便秘、消化不良等症状也有良好的调理功效。

按摩血海穴

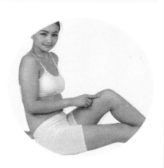

取穴方法　大腿内侧，髌骨底内侧端上2寸，股四头肌内侧头的隆起处。

按摩方法　用指尖用力点按血海穴1分钟，力道以有较明显的酸胀感为度，左右腿交替点按。每天3～5次。

按摩功效　血海穴为脾经生血的聚集之处，是活血化瘀的要穴，点按该穴位有通行溢蓄全身血气的作用。

按摩内关穴

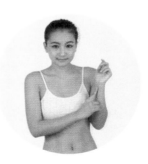

取穴方法　前臂正中，腕横纹上2寸。

按摩方法　用左手的拇指尖按压在右手内关穴上，左手食指压在同侧外关上，按捏10～15分钟；右手交换按摩。每天2～3次。

按摩功效　按揉内关穴可缓解高胆固醇引起的恶心、头晕、胸部烦闷等症状。

高甘油三酯（TG）血症

高甘油三酯血症是指单纯的甘油三酯的含量过高所引起的高血脂，其他血脂指标正常。该类人群在饮食上要少食油腻及含脂肪酸丰富的食物。

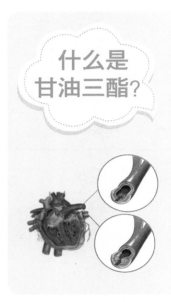

什么是甘油三酯?

甘油三酯又称中性脂肪，是由长链脂肪酸和甘油形成的脂肪分子，是人体内含量最多的脂类，更是脂肪酸的储存库。甘油三酯处于脂蛋白的核心，所以在血中主要以脂蛋白的形式运输。其主要分布于肝脏、脂肪组织和小肠黏膜上皮细胞。

它会根据身体所需而被分解。在一系列脂肪酶的作用下，甘油三酯会被分解生成甘油和脂肪酸，被分解得到的脂肪酸会被作为生命活动的热量来源而加以利用，而甘油则被运输到肝脏。有分解也有合成，当体内所含游离的甘油、糖、脂肪酸和甘油一酯较多时，体内经过磷脂酸途径和甘油一酯途径合成甘油三酯。

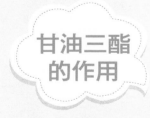

甘油三酯的作用

甘油三酯主要以脂肪的形式储存于皮下组织，所以能抵御寒冷、维持体温，还能缓和来自外部的冲击力。甘油三酯分解后所产生的脂肪酸可进入血液，与白蛋白结合形成脂酸白蛋白运输至其他组织而被利用，但是，脑及神经组织和红细胞等不能利用脂肪酸。分解得到的甘油则被运输到肝脏，被甘油激酶催化生成3-磷酸甘油，进入糖酵解途径分解或用于糖异生。由于脂肪和肌肉组织中缺乏甘油激酶，所以不能利用甘油。

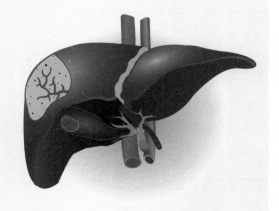

甘油三酯与胆固醇
有何不同？

甘油三酯和胆固醇都属于脂类物质。它们的差别可以从物质来源、合成场所、主要功能、含量过高的危害及易出现问题人群这五个方面加以区分：

项目	胆固醇	甘油三酯
物质来源	动物性油脂、蛋、奶、动物内脏	糖、酒精、淀粉、油脂
合成场所	经由肝脏合成	经由肝脏合成
主要功能	组成细胞膜及激素，形成胆酸	为生命活动提供能量，维持体温，保护内脏
含量过高的危害	含量过高易导致高血脂、动脉粥样硬化、高血压等各种心血管疾病	含量过高易导致肥胖、高血脂、脂肪肝、糖尿病及急性胰腺炎
易出现问题人群	大龄人群，嗜抽烟者，不爱运动者，长期精神紧张者	喜食甜食者，肥胖人群，嗜抽烟、酗酒者，不爱运动者

①保持理想体重，限制总热量的摄入。体重超重或肥胖者，应通过限制主食摄入的方法来达到减肥的目的，一般吃八分饱即可；应遵循循序渐进的原则，逐渐减重，切不可操之过急。

高甘油三酯血症的
饮食调养原则

②限制脂肪的摄入量。在控制总热量摄入量的前提下，脂肪的热量比不用限制过低，可占热量的25%～30%，但应注意不要过多摄入动物性脂肪。每天油脂用量大约50克，植物油应占食用油的大部分。

③控制胆固醇的摄入量。胆固醇每天的摄入量应控制在300毫克以下。食物选择控制上可比高胆固醇血症患者略为放松。

④碳水化合物在总热量中以占45%～60%为宜，尽量避免食用白糖、水果糖和含糖较多的糕点及罐头等食品；忌饮酒，喝酒会使甘油三酯的水平更高。

⑤多吃具有降血脂作用的食物，如豆类、紫菜、海带、黑木耳、葡萄等。可多摄取富含 ω-3脂肪酸的鱼类，如秋刀鱼、三文鱼、鲭鱼、鳗鱼等。

⑥多吃蔬菜、水果、粗粮等含纤维较多的食物，有利于降血脂和增加饱腹感。

降甘油三酯菜例

牛蒡三丝

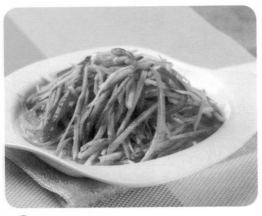

●原料　牛蒡100克，胡萝卜120克，青椒45克，蒜末、葱段各少许

●调料　盐3克，鸡粉2克，水淀粉、食用油各适量

●做法

①将洗净去皮的胡萝卜切片，再切成细丝；洗好去皮的牛蒡切片，再切成丝；洗净的青椒切开，去籽，再切成丝。

②锅中加水烧开，加盐，放胡萝卜丝、牛蒡丝搅匀，煮约2分钟，捞出沥干。

③用油起锅，放葱段、蒜末爆香。倒入青椒丝，再放入焯煮过的食材炒匀。加鸡粉、盐调味，用水淀粉勾芡，翻炒至食材熟透、入味，盛出即成。

食疗原理

　　牛蒡含有的膳食纤维可促进钠的排出，降低胆固醇、甘油三酯的含量，适合高血脂患者食用。

胡萝卜炒香菇片

●原料　胡萝卜180克，鲜香菇50克，蒜末、葱段各少许

●调料　盐3克，鸡粉2克，生抽4毫升，水淀粉5毫升，食用油适量

●做法

①洗净去皮的胡萝卜切成片，洗好的香菇切成斜片。

②锅中注水烧开，加盐、食用油，倒入胡萝卜片、香菇片焯煮，捞出沥干备用。

③用油起锅，放入蒜末爆香。倒入焯好的胡萝卜片和香菇，快速炒匀。淋入适量生抽，加入少许盐、鸡粉，炒匀调味。用水淀粉勾芡，撒上葱段，翻炒至食材熟透、入味即成。

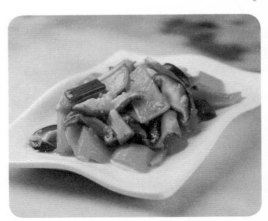

食疗原理

　　香菇含有氨基酸、矿物质、维生素和多糖等营养成分，可抑制肝脏内胆固醇的增加，促进血液循环，适合高血脂患者食用。

能降甘油三酯的果汁、汤

黄瓜猕猴桃汁

● 原料　黄瓜120克，猕猴桃150克

● 调料　蜂蜜15毫升，矿泉水适量

● 做法

① 洗净的黄瓜切成丁；洗净去皮的猕猴桃切成块，备用。

② 取榨汁机，选择搅拌刀座组合，将切好的黄瓜、猕猴桃倒入搅拌杯中，加入适量矿泉水，榨取蔬果汁。

③ 往蔬果汁中加入适量蜂蜜再搅拌片刻，将榨好的蔬果汁倒入杯中即可。

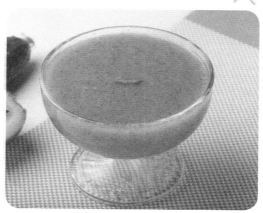

 食疗原理

　　猕猴桃含有较多的维生素C、维生素E、维生素K，且不含胆固醇，常食有助于稳定血压，适合高血压及高甘油三酯血症者食用。

木耳丝瓜汤

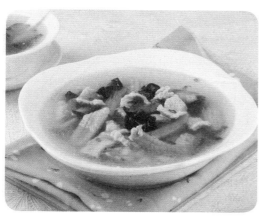

● 原料　水发木耳40克，玉米笋65克，丝瓜150克，瘦肉200克，胡萝卜片、姜片、葱花各少许

● 调料　盐3克，鸡粉3克，水淀粉2克，食用油适量

● 做法

① 将洗净的木耳切小块；洗好的玉米笋先切块；去皮洗净的丝瓜切段；去皮洗好的胡萝卜切成片；洗净的瘦肉切成片，放盐、鸡粉、水淀粉腌渍入味。

② 锅中注水烧开，加食用油，放姜片、木耳、丝瓜、胡萝卜、玉米笋，加盐、鸡粉，拌匀。中火煮2分钟，倒入肉片，用大火煮沸，盛出，放入葱花即可。

食疗原理

　　丝瓜富含铜元素及维生素C，能预防动脉粥样硬化、高血压、高血脂等心血管疾病。适合高血压及高血脂患者食用。

对高甘油三酯血症患者有好处的按摩法

按摩天枢穴

取穴方法 肚脐旁开2寸处。

按摩方法 双手食指指端同时回旋揉动天枢穴，每次50～100次。每天2～3次。

按摩功效 按摩天枢穴对调节肠腹有明显的双向性疗效，既能止泻，又能通便，长期保养按摩此穴位能够确保肠道健康，赶走堆积在腹部的肥肉，降低血脂。

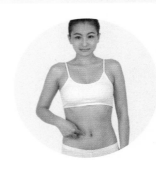

按摩足三里穴

取穴方法 大腿伸直或弯曲成90°，外膝眼下3寸处。

按摩方法 用拇指放在足三里穴上，其他四指握住胫骨，指尖有节奏地按压，并配合一些揉的动作，每次5～10分钟，要有一定的力度。每天2～3次。

按摩功效 按摩足三里穴能调理脾胃功能，疏通经络、调和气血，防止痰瘀形成，实现降低血脂的目的。

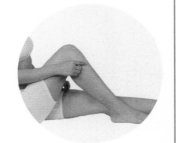

按摩漏谷穴

取穴方法 小腿内侧，当内踝尖与阴陵泉穴的连线上，距内踝尖6寸，胫骨内侧缘后方。

按摩方法 用拇指或中指按揉5～10分钟，以小腿发热发胀为宜。每天2～3次。

按摩功效 经常按摩漏谷穴可以健脾化痰去湿，帮助降低甘油三酯。

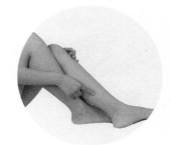

混合型高脂血症

混合型高血脂要比单纯的胆固醇和甘油三酯过高引起的高血脂严重，病情也相对复杂。所以，在药物治疗和饮食调养方面比较"特别"。

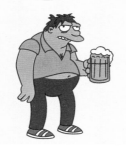

什么是混合型高脂血症？

混合型高脂血症是高脂血症的一种临床类型，是指胆固醇、甘油三酯及低密度脂蛋白与人体正常值相比较有明显的升高，但高密度脂蛋白相对偏低的一种现象。高脂血症基本上不会出现症状，其临床诊断标准主要是依靠胆固醇和甘油三酯这两项指标。无论是哪一项偏高，或高于正常值所属范围即可诊断。而混合型高脂血症的检测指标较多，其家族遗传性概率较大。混合型高血脂比单纯的高脂血症（高胆固醇血症和高甘油三酯血症）病情要复杂，其危害程度也较大，所以患有混合型高血脂的人群应及时就医治疗，以免延误病情，耽误治疗。

①控制进食量以降低体重。

②适当限制胆固醇的摄入量，每天的总摄入量应少于200毫克。

③应少吃或忌吃含胆固醇高的高蛋白食物，如动物脑、脊髓、内脏、蛋黄、蚌肉、螺蛳肉、鱿鱼、墨鱼、鱼子等。

④适当摄取胆固醇含量不太高的高蛋白食物，如瘦肉、牛肉、鸭肉、鸡肉、鱼类和奶类。

⑤限制动物性脂肪的摄入量，适当增加植物油，控制在每天20克以内。

⑥适当增加豆类、豆制品的摄入量，可以增加蛋白质尤其是大豆蛋白的摄入量。

⑦忌饮酒，忌食甜食。

混合型高脂血症的饮食调养原则

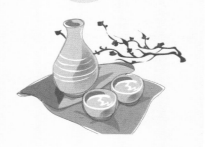

混合型高脂血症食疗菜例

枸杞拌菠菜

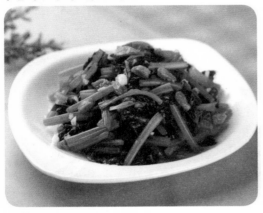

●原料 菠菜230克，枸杞20克，蒜末少许

●调料 盐2克，鸡粉2克，蚝油10克，香油3毫升，食用油适量

●做法

①菠菜去根洗净，切段备用。

②锅中注水烧开，放少许食用油，倒入洗好的枸杞焯煮，捞出沥干；将菠菜段倒入沸水中，煮至食材断生，捞出备用。

③把焯好的菠菜段倒入碗中，放入蒜末、枸杞，加入适量盐、鸡粉、蚝油、香油，搅拌至食材入味，装盘即可。

食疗原理

菠菜富含纤维素和维生素，能促进肠道蠕动，降低肠道对胆固醇和脂肪酸的吸收，能防治坏血病，适合高血压、高血脂患者食用。

清蒸冬瓜生鱼片

●原料 冬瓜200克，生鱼肉150克，姜片、葱花少许

●调料 盐2克，料酒、生抽各适量

●做法

①生鱼肉洗净切片，放入碗中，加料酒、盐拌匀，腌渍；冬瓜去皮洗净，切片。

②将鱼肉码入碗底，放入少许姜片，再码放上冬瓜，入锅蒸熟。

③将蒸熟的鱼肉和冬瓜扣入盘中，淋上生抽，撒上葱花即可。

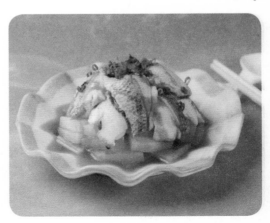

食疗原理

冬瓜中所含的丙醇二酸，能有效地抑制糖类转化为脂肪，加之冬瓜本身不含脂肪，热量不高，是高血脂患者的保健食品。

青红椒炒莴笋

● 原料　青椒50克，莴笋150克，红椒1个，姜片、蒜末、葱段各少许

● 调料　盐2克，鸡粉2克，生抽、水淀粉、食用油各适量

● 做法

①莴笋去皮，洗净后切成丝；青椒洗净，切小块，备用；红椒洗净切丝，备用。

②用油起锅，放入姜片、蒜末、葱段爆香，倒入莴笋丝翻炒3分钟，倒入青椒块、红椒丝翻炒匀。

③加入适量鸡粉、盐、生抽炒匀，倒入适量水淀粉勾芡，翻炒均匀，装入盘中即成。

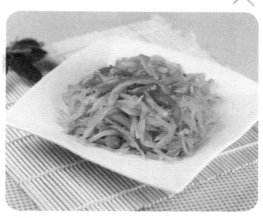

食疗原理

青椒含有的硒能够防止脂肪等物质在血管壁上沉积，有助于降低血液黏度，有抗动脉粥样硬化作用，适合高血脂患者食用。

玉米炒豌豆

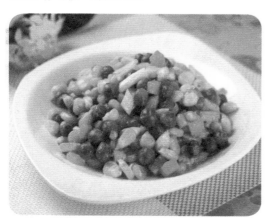

● 原料　豌豆250克，鲜玉米粒150克，红椒丁、姜片、葱白各少许

● 调料　盐、味精、白糖、水淀粉、食用油各适量

● 做法

①锅中注水，加少许食用油和盐烧沸，将玉米焯至断生捞出；豌豆焯水捞出。

②用油起锅，倒入红椒丁、姜片和葱白煸香，倒入玉米粒和豌豆翻炒均匀。

③加盐、味精、白糖调味，加少许水淀粉勾芡，翻炒均匀，出锅装盘即成。

食疗原理

玉米中含有的粗纤维、钙、镁、硒等矿物质以及卵磷脂、亚油酸等，可有效降低胆固醇、甘油三酯，适合混合型高脂血症患者食用。

混合型高脂血症食疗汤品

白菜冬瓜汤

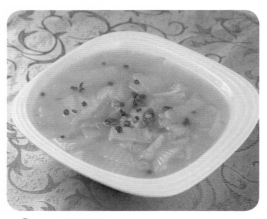

●原料　大白菜180克，冬瓜200克，枸杞8克，姜片、葱花各少许

●调料　盐2克，鸡粉2克，食用油适量

●做法

①将洗净去皮的冬瓜切成片；洗好的大白菜切成小块。

②用油起锅，放入少许姜片爆香，倒入冬瓜片翻炒，再放入大白菜炒匀。倒入适量清水，放入枸杞，用小火煮至食材熟透。

③加入适量盐、鸡粉，搅匀。将煮好的汤料盛出，装入碗中，撒上葱花即成。

 食疗原理

　　大白菜含有丰富的纤维素和维生素C，能润肠通便，防治动脉硬化等心血管疾病，适合高血压和高血脂患者食用。

牛奶鲫鱼汤

●原料　净鲫鱼400克，豆腐200克，牛奶90毫升，姜丝、葱花各少许

●调料　盐2克，鸡粉、食用油各少许

●做法

①洗净的豆腐切成小方块。

②用油起锅，放入鲫鱼，小火煎至两面金黄，装盘待用。

③锅中注水烧开，放姜丝、鲫鱼，加少许鸡粉、盐，掠去浮沫。中火煮约3分钟，至鱼肉熟软，放入豆腐块、牛奶，轻轻搅拌匀。用小火煮约2分钟，至豆腐入味。关火后盛入汤碗中，撒上葱花即成。

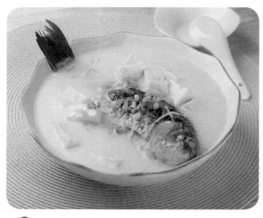

 食疗原理

　　鲫鱼所含的蛋白质质优、齐全，易于消化吸收，有利于稳定血压；豆腐中含有豆固醇成分，能降低胆固醇含量，适合高血脂患者食用。

对混合型高脂血症患者有好处的按摩法

按摩血海穴

取穴方法　大腿内侧，髌骨底内侧端上2寸，股四头肌内侧头的隆起处。

按摩方法　点揉两腿的血海穴3分钟，力量不宜太大，穴位处有酸胀感即可，要以轻柔为原则。每天20次。

按摩功效　点揉该穴位能活血化瘀，避免血液沉积在血管壁上。

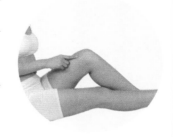

按摩足三里穴

取穴方法　大腿伸直或弯曲成90°，外膝眼下3寸处。

按摩方法　可用拇指点或按揉足三里穴，指点时间较短，一般1～2分钟即可；按揉可长期间操作，以局部酸胀为宜。每天20次。

按摩功效　按摩足三里穴能补中益气、通经活络、疏风化湿、降压降脂。

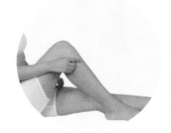

按摩丰隆穴

取穴方法　外踝尖上8寸处。

按摩方法　用拇指或中指按揉丰隆穴，操作时间可较长一些，每天20次。

按摩功效　按揉丰隆穴可清胃气、化痰湿，对痰湿所致的高血脂有益。

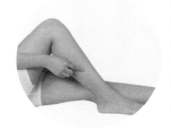

低高密度脂蛋白血症

高密度脂蛋白是心血管的"保护神"，高密度脂蛋白过低就意味着血脂浓度过高，预示冠心病发生率将会升高。低高密度脂蛋白血症在治疗上相对复杂。

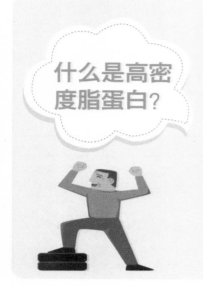

什么是高密度脂蛋白？

高密度脂蛋白是脂蛋白的一种，由蛋白质和脂质组成的大分子复合物。高密度脂蛋白有不同的种类，由于其形状、大小、密度、蛋白质和脂质成分不相同，因此其作用功能也不相同。

高密度脂蛋白以载脂蛋白、磷脂、胆固醇和少量脂肪酸为原料，在肝脏中合成。其主要功能是清除血液和细胞中过多的胆固醇和低密度脂蛋白，将沉积在血管壁的胆固醇、血小板颗粒剥离下来并带回肝脏，转化为胆酸，最后变成胆汁，经胆道、肠道排出体外，俗称"血管清道夫"。

什么是低高密度脂蛋白血症？

低高密度脂蛋白血症，通俗地说就是高密度脂蛋白低于正常范围临界点，即高密度脂蛋白低于0.91毫摩尔/L。

引起低高密度脂蛋白血症的原因较多，但多数与冠心病有关，其发病也有一定的遗传性。另外调查显示，

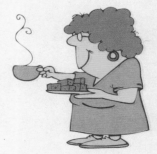

肥胖、不爱运动、吸烟、糖尿病、尿毒症和肾病综合征及某些药物（噻嗪利尿药、类维生素A、β-阻滞剂、雄激素类固醇、大多数促孕药物如丙丁醇）作用等因素也会引起高密度脂蛋白水平的下降。

低高密度脂蛋白血症的特点

高密度脂蛋白是一种独特的蛋白质，是抗动脉硬化的脂蛋白。目前高密度脂蛋白是诊断冠心病病情的重要参考指标，即高密度脂蛋白降低预示着冠心病的出现。有研究显示，当高

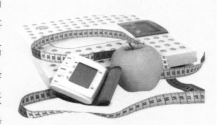

密度脂蛋白每升高0.5，冠心病的发病率将下降50%。可使用非药理学的方法来提高高密度脂蛋白水平，这些方法包括停止吸烟，增加体育锻炼等。

低高密度脂蛋白血症的饮食调养原则

①控制总热量和碳水化合物的摄入量。

②每周增加食用鱼的次数。鱼类所含的饱和脂肪比较低，特别是富含 ω−3脂肪酸的深海鱼类，能降低血清黏度，降低血胆固醇和甘油三酯的水平。

③增加含有烟酸和色氨酸丰富的食物的摄入量，提高"好胆固醇"的水平。富含烟酸的食物有牛肉、羊肉、猪肉、鱼、花生、黄豆、麦麸、小米等；含量中等的有豆类、坚果类、小麦等。

④多食用水果和蔬菜，大部分蔬菜都含有可溶性膳食纤维，有利于降低胆固醇。

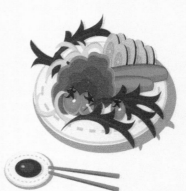

⑤应适当补充肉类，单纯性低高密度脂蛋白患者常见于长期素食者中。

⑥每天吃点大蒜，喝3杯不加糖的橘子汁，可以帮助降低血胆固醇。

⑦少喝咖啡、可乐等含咖啡因的饮料，以免增高体内胆固醇水平。

低高密度脂蛋白血症食疗菜例

小白菜拌牛肉末

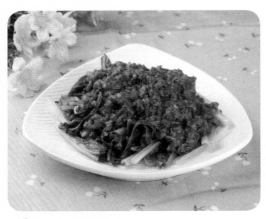

●原料　牛肉100克，小白菜160克，高汤100毫升

●调料　盐少许，白糖3克，番茄酱15克，料酒、水淀粉、食用油各适量

●做法

①将洗好的小白菜切段；洗净的牛肉切碎，剁成肉末。

②锅中注水烧开，加适量食用油、盐，放入小白菜段，焯煮1分钟，至其熟透捞出，沥干水分，装盘待用。

③用油起锅，倒入牛肉末，炒匀，淋入料酒，炒香，倒入适量高汤、番茄酱、盐、白糖，拌匀调味。加水淀粉勾芡，快速炒匀即可。

 食疗原理

小白菜含有丰富的维生素和纤维素，能促进肠道蠕动，保护心血管，能防治动脉硬化及高血压，适合高血脂患者食用。

凉拌黄豆芽

●原料　黄豆芽100克，芹菜80克，胡萝卜90克，白芝麻、蒜末各少许

●调料　盐4克，鸡粉2克，白糖4克，香油2毫升，陈醋、食用油各适量

●做法

①胡萝卜去皮洗净，切丝；择洗干净的芹菜切成段；洗好的金针菇去蒂。

②锅中注水烧开，放入盐、食用油，倒入胡萝卜丝、黄豆芽、芹菜段，焯煮后捞出，沥干，装碗备用。

③往碗中加入适量盐、鸡粉、蒜末、白糖、陈醋、香油，搅拌均匀，至食材入味，撒上白芝麻即可。

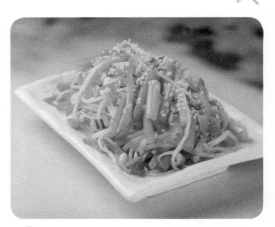

食疗原理

黄豆芽含有丰富的维生素，能降低胆固醇含量，防治动脉硬化，适合高血脂及高血压患者食用。

低高密度脂蛋白血症食疗汤品

胡萝卜玉米牛蒡汤

●原料　胡萝卜90克，玉米棒150克，牛蒡140克

●调料　盐、鸡粉各2克

●做法

①将洗净去皮的胡萝卜切成小块，洗好的玉米棒切成小块，洗净去皮的牛蒡切成滚刀块。

②砂锅中注水烧开，倒入切好的牛蒡块、胡萝卜块、玉米棒块。

③盖上盖，煮沸后用小火煮约30分钟，至食材熟透。揭盖，加入盐、鸡粉，拌匀调味，续煮一会儿，至食材入味。关火后，将牛蒡汤盛放在碗中即成。

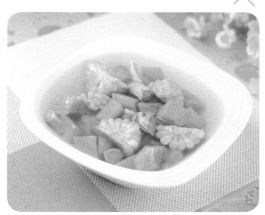

 食疗原理

玉米中维生素E的含量较高，可降低血液胆固醇浓度，并防止其沉积于血管壁，对高血脂有一定的食疗作用。

黄豆马蹄鸭肉汤

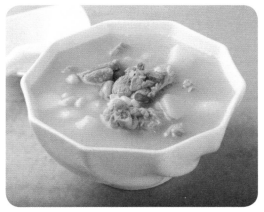

 食疗原理

鸭肉含有B族维生素、维生素E，其所含的脂肪酸主要是不饱和脂肪酸，易于消化，有降低胆固醇的作用，适用于高血脂患者。

●原料　净鸭块500克，马蹄110克，水发黄豆120克，姜片20克，葱花少许

●调料　料酒20毫升，盐2克，鸡粉2克

●做法

①洗净去皮的马蹄切成小块；锅中注水烧开，放入鸭块，加适量料酒搅拌，汆去血水，捞出沥干，待用。

②砂锅中注水烧开，倒入黄豆、马蹄、鸭块、姜片，淋入适量料酒。

③盖上盖，烧开后用小火炖40分钟，至食材熟透。揭开盖，加入少许盐、鸡粉，拌匀调味。关火后将煮好的汤料盛放在碗中即可。

对低高密度脂蛋白血症患者有好处的按摩法

按摩三阴交穴

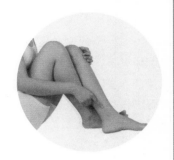

取穴方法　小腿内侧，在内踝尖上方3寸的骨后缘处。

按摩方法　用拇指按揉三阴交穴1.5～2分钟，每天2～3次。

按摩功效　按揉此穴对肝、脾、肾有保健作用，能增强肝脏的造血功能，疏通气血，减少胆固醇在血管内累积。

按摩上脘穴

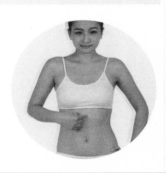

取穴方法　在上腹部，前正中线上，脐上5寸处。

按摩方法　一手的食指和中指并拢，用指腹按揉上脘穴，先顺时针按揉1分钟，再逆时针按揉1分钟。

按摩功效　按摩此穴能和胃降逆、宽胸宁神、活血散瘀，能促进消化、疏通气血，防止血栓形成。

按摩气海穴

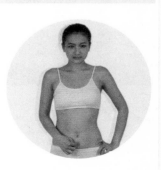

取穴方法　位于下腹部前正中线上，脐下1.5寸处。

按摩方法　一手的食指和中指并拢，用指腹按揉气海穴，先顺时针按揉1分钟，再逆时针按揉1分钟。

按摩功效　按摩此穴能疏通气血、通利水道，对腹痛，大、小便不通，月经不调等病症有缓解作用，同时能保持血管通畅，防止冠心病的发生。

Part 3
四类高血脂并发症的食疗、按摩调养法

　　高血脂的危害很大，可直接导致血管管腔变窄，从而形成血栓。高血脂的并发症也较多，除了常见的并发心血管疾病（如冠心病、高血压等）外，还易引发肾病、糖尿病等慢性病，其主要由代谢、循环系统紊乱所致。所以，患有高血脂的人群，除了要防止高血脂的进一步升高外，还要警惕这四类常见的并发症。

　　高血脂患者的饮食较易掌握，可以简易概括为"低脂、低油、低糖、多动"四个方面。即少食肥甘厚腻之物，少食油腻的食物，少食糖类食物，多加锻炼。只要遵循这几条原则，就可以极好地控制高血脂。而当患者并发有冠心病、高血压、肾病、糖尿病时，病情会变得严重、复杂，在饮食上除了要遵循高血脂的饮食原则外，还要遵循并发症的饮食要求，两者兼顾。在中医保健上，还可以配以按摩来加以缓解病情，当然这是一个长期作用的过程。

高血脂合并肾病

高血脂易并发肾病。当血脂沉积于肾动脉壁时，易导致肾脏的血液循环受阻，营养供给不充分，长期发展易出现肾衰竭、尿毒症等病症。

饮食原则

1. 每餐不宜过饱，以八分饱为宜。

2. 控制总热量的摄入，每天热量控制在1200～1600千卡，保证每天摄入的总热量低于消耗量。

3. 限制脂肪、糖类的摄入，尤其要控制饱和脂肪酸、单糖和双糖的摄入量，忌食或控制食用各种糖果、甜饮料、糕点、炸薯条、油条等食品以及花生、核桃、松子、芝麻、腰果等坚果。

4. 多吃蔬菜和水果，保证维生素、矿物质和膳食纤维的摄入量，如萝卜、豆芽、竹笋、冬瓜、黄瓜、西红柿、白菜、包菜、胡萝卜、芹菜、苹果、梨、葡萄等。

5. 少吃零食，不吃消夜，大米、馒头、面包、面条等米面类主食应控制食用量，多吃糙米、薏米等粗粮。

6. 适当摄入含优质蛋白质的食物，如鱼类、瘦肉、豆类等。

7. 减少动物脂肪的摄入量，增加植物脂肪的摄取，日常饮食多用植物油，最好选用中链脂肪酸含量高的油。

  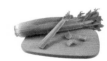

温馨小提示

高血脂导致肾病的机理目前尚不明确，但肾病综合征易导致高血脂。有学者认为，如果患有肾病综合征，那么低蛋白血症所致的胶体渗透压就会降低，尿内丢失一种调节因子，从而引起肝脏对胆固醇、甘油三酯及脂蛋白的合成增加，导致血脂升高。所以在治疗时，控制血脂对改善肾病有着积极的作用，同时也要增强肾脏功能。控制血脂的最有效途径是经常做有氧运动，如散步、跑步、游泳、深呼吸等。

需重点补充的营养素

维生素B₁

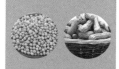

功效： 能营养神经，保护神经系统，防治肌肉萎缩。因血脂高引起肾脏损害，经常使用利尿药，会造成维生素B₁的大量流失，所以需要及时进行补充。

食物来源： 富含维生素B₁的食物主要是瘦肉、动物内脏、豆类（如黄豆、芸豆）、坚果类（如花生、榛子）、谷类（如全粒谷物、杂粮）等。维生素B₁在酸性环境中稳定性较好，因此，烹调含维生素B₁的食物时可适当加点醋。

维生素B₂

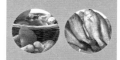

功效： 能参与细胞的生长代谢，是机体组织代谢和修复的必须营养素，能调节肾上腺素的分泌，防止肾功能萎缩。

食物来源： 富含维生素B₂的食物主要包括蛋、瘦肉、奶类、绿色蔬菜及菌菇类（如紫菜、荠菜、苋菜、菠菜）、谷类（如燕麦、全麦面包）、豆类（如黄豆、绿豆）、坚果类等。

叶酸

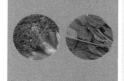

功效： 能促进骨髓中幼细胞的成熟，参与血红蛋白及甲基化合物如肾上腺素、胆碱、肌酸等的合成。另外，叶酸和维生素B₆合用能发挥防治闭塞性血管疾病的作用，对高血脂和肾病均有益。

食物来源： 绿色蔬菜，如莴笋、菠菜、龙须菜、花椰菜、油菜、小白菜、青菜、扁豆、豆荚、西红柿、胡萝卜、南瓜、蘑菇等；动物食品，如猪肝、牛肉、羊肉、鸡肉、蛋黄等。

钙

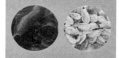

功效： 对血液有稀释和防凝作用，可降低血液黏稠度，还可降低血液胆固醇和低密度脂蛋白水平。肾病患者易出现骨质疏松和血磷升高等情况，及时补充钙元素能防止该类现象发生。

食物来源： 主要是奶和奶制品，如牛奶含钙量较高，人体吸收较快、较好。豆类（如黄豆、豆腐）、坚果类（如花生、杏仁、黑芝麻）、芝麻酱、虾皮、海带、紫菜、绿色蔬菜（如芹菜、甘蓝、花椰菜）等含钙量也较高。含钙较多的食物不宜与可乐等碳酸饮料同时食用，会妨碍钙的吸收和利用。

对症食疗方

红薯板栗排骨汤

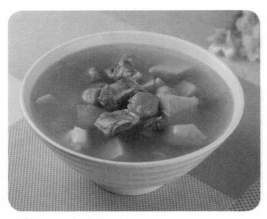

- ●原料　红薯150克，排骨段350克，板栗肉60克，姜片少许
- ●调料　盐、鸡粉各2克，料酒5毫升
- ●做法

①红薯洗净去皮切块；板栗肉洗净切块；排骨段氽水，捞出洗净备用。

②砂锅中注水烧开，放排骨段、板栗块、姜片、料酒，煮沸后转小火煮至食材熟软。倒入红薯块，搅拌几下，用小火续煮约15分钟，至全部食材熟透。

③加盐、鸡粉调味，再煮片刻，至食材入味。关火后将煮好的排骨汤盛放在汤碗中即成。

食疗原理

　　板栗能补气益肾，对肾病有防治效果；排骨的蛋白质丰富，能补虚强身、补中益气、增强免疫力，适合高血脂合并肾病患者食用。

木耳炒山药

- ●原料　山药180克，水发木耳40克，香菜40克，彩椒块50克，姜片、蒜末各少许
- ●调料　盐3克，鸡粉2克，料酒10毫升，蚝油10克，水淀粉5毫升，食用油适量
- ●做法

①择洗好的香菜切成段，洗净去皮的山药切成小块，泡发好的木耳切成小块。

②锅中注水烧开，放盐、食用油，倒入木耳、山药、彩椒，略煮后捞出沥干。

③用油起锅，放姜片、蒜末爆香。倒入焯煮好的食材翻炒，淋料酒炒匀，加适量盐、鸡粉、蚝油，翻炒均匀。加水淀粉勾芡，撒上香菜段，炒匀即可。

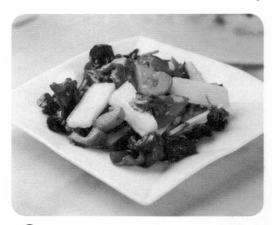

食疗原理

　　山药具有健脾益胃、滋肾益精的功效，对肾病患者有益，适合高血脂合并肾病患者食用。

对症按摩法

按摩太溪穴

取穴方法　位于足内侧，内踝后方，在内踝尖与跟腱之间的凹陷处。

按摩方法　拇指和食指指腹相对成钳形，捏住足后跟两边的凹陷处（即大拇指贴于太溪穴，食指贴于昆仑穴），拇指指腹做旋转运动或点按该处2分钟。

按摩功效　按摩太溪穴具有补肾壮阳、滋肾阴的功效。

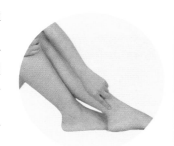

按摩合谷穴

取穴方法　位于第一掌骨与第二掌骨间陷中，即手背部虎口处。

按摩方法　大拇指与食指相对成钳形，拇指在上、食指在下捏住虎口，用拇指指腹点按或做旋转运动于此处2分钟，然后对侧以同样的方法操作2分钟。

按摩功效　具有疏风止痛、通络开窍的功效。

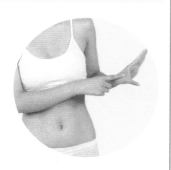

按摩涌泉穴

取穴方法　位于足前部凹陷处第二、第三趾趾缝纹头端与足跟连线的前三分之一处。

按摩方法　患者取盘腿坐位或取坐位，一腿屈膝放于另一腿上，用拇指指腹点揉涌泉穴3分钟，然后对侧以同样的方法操作。

按摩功效　增精益髓、补肾壮阳、强筋壮骨。

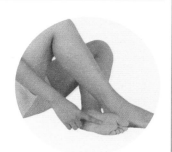

高血脂合并糖尿病

高血脂可加重糖尿病，当高血脂合并糖尿病时更容易导致脑卒中、冠心病、肢体末节坏死、眼底病变等，这些糖尿病的并发症是导致患者过早死亡的主要原因。

饮食原则

1. 适当摄入碳水化合物，如乳类、豆类、蔬菜、水果、莜麦、燕麦片、荞麦面、玉米渣、绿豆等。

2. 适当补充优质蛋白质，如乳类制品、蛋、肉禽、豆类等。

3. 增加膳食纤维的摄入，可以多食用蔬菜、麦麸等粗粮及豆类等。

4. 控制脂肪摄入量，要少食用动物性脂肪，如牛油、羊油、猪油、奶油等，而应改用植物油，如含多不饱和脂肪酸的豆油、花生油、香油、菜籽油等。花生、核桃、榛子、松子仁等脂肪含量不低，也要适当控制。

5. 控制胆固醇的摄入量，如少食动物肝脏、肾、脑等脏腑类食物及蛋类食物。

6. 补充足够的维生素，多食用粗粮、干豆类和绿叶蔬菜等富含维生素的食物。

7. 适当摄入铬、锌、钙等矿物质，可适当食用蘑菇等真菌类食物。

8. 控制盐的摄入量，每日不宜超过5克。

9. 糖尿病患者的饮食要少吃多餐，营养搭配要合理。

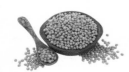
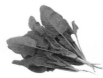

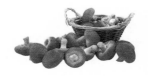

温馨小提示

高血脂和糖尿病相互作用、互为因果，其主要原因是胰岛素的作用。不要盲目认为胰岛素只对糖类代谢有影响，其实对脂质和蛋白质同样也有调节作用。当糖尿病出现时，血清胰岛素会有所增加，从而促进肝脏对甘油三酯和胆固醇的合成，导致高血脂。所以，要想改善糖尿病病症，调节血脂尤为关键。

需重点补充的营养素

铬

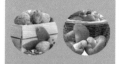

功效：铬能加强胰岛素的作用，从而影响糖类、脂质和蛋白质的代谢。铬能帮助在胰岛素和其受体之间形成一种复合物，促进胰岛素与组织之间相互作用，以提高胰岛素功能。铬还能抑制胆固醇的合成，降低血清总胆固醇和甘油三酯的含量。

食物来源：主要是肉类、全谷类、麦麸类、豆类等；奶类、水果及蔬菜类食物含铬量较低。啤酒酵母和家畜肝脏含铬量较高，但高血脂合并糖尿病患者要适量摄取。

亚油酸

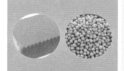

功效：亚油酸能防止血中氧化型低密度脂蛋白代谢生成物沉积于血管，防止动脉粥样硬化，降低胆固醇含量，改善血液循环，强化胰岛素作用，稳定血糖值。

食物来源：黄豆及其豆制品、葵花子油、橄榄油等。

膳食纤维

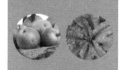

功效：膳食纤维含有的胶质成分能减缓葡萄糖的吸收，减少胰岛素的分泌，能降低餐后血糖值及糖耐量，还可降低胆固醇。

食物来源：补充膳食纤维的最佳食物来源包括全谷类、水果、蔬菜、豆类等。不过，膳食纤维摄入量也不宜过多，否则会导致腹部不适，影响其他营养素的吸收。

锌

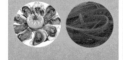

功效：锌在人体内主要以辅酶的形式存在，对机体代谢起着调节作用。锌的缺乏会引起血脂代谢异常。另外，锌是胰岛素的组成部分，缺乏锌会导致胰岛素合成受阻。

食物来源：含锌量最高的食物是海产品，如牡蛎、贝类等；动物肝脏、肉类、鱼类、坚果类等含锌量也较多，但高血脂合并糖尿病患者要慎食肝脏类食物。

对症食疗方

苦瓜炒马蹄

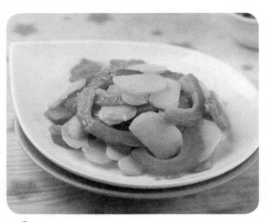

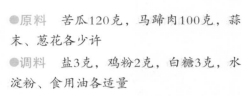

●原料　苦瓜120克，马蹄肉100克，蒜末、葱花各少许

●调料　盐3克，鸡粉2克，白糖3克，水淀粉、食用油各适量

●做法

①马蹄肉洗净切片；苦瓜洗净，去瓤切片，放少许盐拌匀，腌渍20分钟，入沸水中焯至断生，捞出待用。

②用油起锅，下蒜末爆香，放入马蹄肉片，翻炒几下。再倒入苦瓜片，快速翻炒至食材断生。

③加盐、鸡粉、白糖调味，再淋上适量水淀粉，撒上葱花，翻炒均匀即成。

食疗原理

　　苦瓜含有苦瓜苷和类似胰岛素的物质，能降低血糖，调节血脂；马蹄肉质嫩，易生津，可治疗热病津伤口渴之症。

凉拌嫩芹菜

●原料　芹菜80克，胡萝卜30克，蒜末、葱花各少许

●调料　盐3克，鸡粉少许，香油5毫升，食用油适量

●做法

①洗净的芹菜切成小段，去皮洗净的胡萝卜切成细丝。

②锅中注水烧开，放食用油、盐、胡萝卜片、芹菜段煮至断生，捞出备用。

③将焯煮过的食材放入碗中，加入盐、鸡粉、蒜末、葱花、香油，搅拌至食材入味即可。

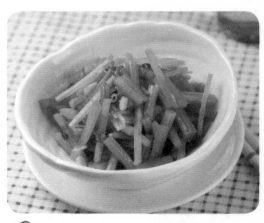

食疗原理

　　胡萝卜中含有降糖降脂的物质，如槲皮素、山奈酚，能增加冠状动脉的血流量，降低血脂，适合高血脂合并糖尿病患者食用。

对症按摩法

按摩足三里穴

取穴方法　位于小腿前外侧，犊鼻下3寸，距胫骨前缘一横指处。

按摩方法　将大拇指指腹贴于足三里穴，其余四指贴于小腿后部，用拇指指腹点按或按揉该处3分钟。

按摩功效　足三里能调节机体免疫力、调理脾胃、疏风化湿，长期按摩可以防治高血脂、慢性病及消化道疾病。

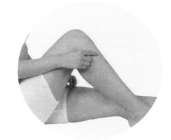

按摩三阴交穴

取穴方法　位于小腿内侧，足内踝尖上3寸，胫骨内侧缘后方处。

按摩方法　将双手拇指叠加放于三阴交穴处，其余手指自然附着于小腿前部皮肤，以点按的方式按压，反复操作20下，对侧以同样的方法操作。

按摩功效　调和气血、通经活络、健脾和胃。

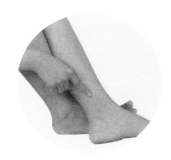

按摩内关穴

取穴方法　位于前臂正中，腕横纹上2寸，在桡侧屈腕肌腱同掌长肌腱之间。

按摩方法　用拇指指尖按压内关穴，其余四指自然放于前臂背侧，向下按时力度可逐渐加重，至有酸胀感时停留几秒钟，而后缓缓减压放开，如此按压5分钟。

按摩功效　宁心安神、理气止痛、调补阴阳气血。

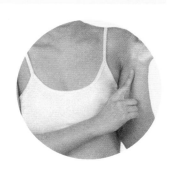

高血脂 合并高血压

高血脂易并发高血压。当高血脂患者出现有动脉粥样硬化时，易导致心肌功能紊乱，血管紧张素转化酶大量激活，促使血管痉挛，导致血压升高。

饮食原则

1. 要清淡饮食，提倡以素食为主，多食用粗粮、杂粮、蔬菜、水果、豆制品等。

2. 减少脂肪及胆固醇的摄入量，少食动物肥肉、内脏、蛋黄、奶油、鱼子等，尤其应少食富含饱和脂肪酸的动物油和油炸食品，如牛油、羊油、猪油、油饼等。应适当摄入植物油，如豆油、花生油、香油、菜籽油等。

3. 控制盐的摄入量，不要食用过咸的食物，每日的摄盐量不得超过5克。

4. 适当补充维生素，可多食用新鲜水果、蔬菜，如冬瓜、苦瓜、黄瓜、南瓜等，以及豆类、真菌类食物等。

5. 适当补充蛋白质，不仅能预防冠心病，还能增强免疫力，如可以食用鱼、禽类、牛肉、脱脂牛奶等含脂肪量低的动物蛋白及豆制品。

6. 限制饮酒，戒烟。

7. 适当补充钙，要食用一些含钙量较高的食品，如大豆及豆制品，鱼、虾、蟹、木耳、紫菜等。

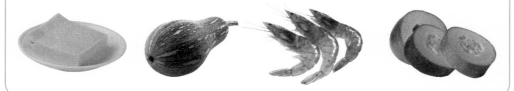

温馨小提示

高血脂和高血压的关系密切，均能导致动脉粥样硬化及心脑血管疾病的发生。长期的高血脂容易形成血栓，破坏血管壁，导致血压升高；而长期高血压则会导致脂质代谢紊乱，容易出现高血脂，所以治疗时两者要同步进行。高血脂、高血压的患者要时刻保持心情舒畅、开朗，饮食要以清淡为主，多加运动，养成良好习惯后，病情会有所好转。

需重点补充的营养素

维生素C

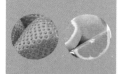

功效： 维生素C能促进胆固醇代谢，影响高密度脂蛋白含量，可将胆固醇带回胆囊转变成胆酸，经由肠道排出，从而降低总胆固醇含量，进而防止出现动脉硬化，保持血管的健康通畅，也可达到控制血压的效果。

食物来源： 主要是新鲜蔬菜和水果，如甜椒、菠菜、花菜、苋菜、荠菜、小白菜、包菜、柚子、橙子、草莓、石榴、山楂、无花果、猕猴桃等。

胡萝卜素

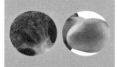

功效： β-胡萝卜素可抑制动脉中的低密度脂蛋白受到自由基攻击，避免其产生氧化而沉积血管，造成动脉狭窄。β-胡萝卜素的高抗氧功效，可帮助血管内皮组织修复，使脂质不易附着及渗入，避免斑块及血管病变的产生，改善血脂水平，预防动脉硬化、冠心病、脑卒中等高血脂并发症。

食物来源： 红薯、香瓜、南瓜、胡萝卜、绿色蔬菜等。

钙

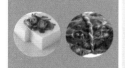

功效： 钙能控制肌肉收缩、促进激素分泌、强化神经系统、减少脂肪堆积。血液中的钙具有防止血栓的功能，同时可以强化、扩张动脉血管，增加钠的排泄，降低胆固醇总量，起到降血压和降血脂的作用。

食物来源： 主要是奶和奶制品，还有豆类、坚果类、芝麻酱、虾皮、海带、紫菜、绿色蔬菜等含钙量也较高。含钙较多的食物不宜与可乐等碳酸饮料同时食用，会妨碍钙的吸收和利用。

钾

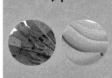

功效： 人体的渗透压主要靠水、钠、钾来维持，人体内钠盐过多就会造成水肿、血压升高，适当地摄入钾元素有助于排出钠元素，调节血压。

食物来源： 蔬菜和水果（如南瓜、茼蒿、香蕉、桃子、柑橘）是钾最好的食物来源；谷物（如胚芽米、糙米）、豆类（如黄豆）、瘦肉、乳蛋类也含有钾。

对症食疗方

胡萝卜丝炒豆芽

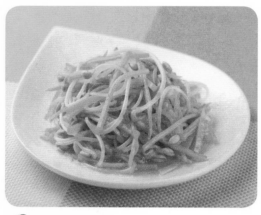

●原料　胡萝卜150克，黄豆芽120克，彩椒40克，葱、蒜蓉、姜丝各少许

●调料　盐3克，味精、白糖、料酒、水淀粉、食用油各适量

●做法

①把洗净的胡萝卜、彩椒均切成细丝，洗净的葱切成段。

②锅入水烧热，加盐、食用油煮沸，放胡萝卜丝、黄豆芽、彩椒丝煮至断生后捞出。

③另起油锅烧热，入姜丝、葱段、蒜蓉爆香。再放入焯煮好的食材，翻炒匀。转小火，加盐、白糖、味精调味，再淋入少许料酒，翻炒均匀，用水淀粉勾芡炒匀即可。

食疗原理

　　胡萝卜含有槲皮素、山奈酚，能增加冠状动脉的血流量，降低血脂，促进肾上腺素的合成，适合高血脂合并高血压患者食用。

西红柿煮口蘑

●原料　西红柿150克，口蘑80克，姜片、蒜末、葱段各少许

●调料　料酒3毫升，鸡粉2克，盐、食用油各适量

●做法

①将洗净的口蘑切成片；洗好的西红柿对半切开，去蒂，切成小块。

②锅中注水烧开，加少许盐，放入切好的口蘑，煮1分钟至断生捞出，备用。

③用油起锅，放姜片、蒜末爆香，倒入口蘑翻炒，淋料酒，放入西红柿和适量清水搅匀，煮约1分钟至熟，放葱段，加入适量盐、鸡粉，调味拌匀即成。

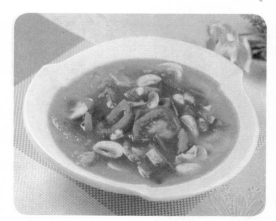

食疗原理

　　口蘑含有丰富的硒元素，能防治因缺硒引起的血压升高和血液黏稠度增加，适合高血脂合并高血压患者食用。

对症按摩法

按摩太阳穴

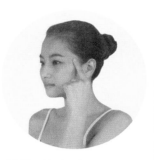

取穴方法　位于前额两侧，外眼角延长线的上方，两眉梢后凹陷处。

按摩方法　将双手拇指指腹贴于太阳穴上，其余手指自然地贴附于前额处，用拇指指腹点揉太阳穴，先顺时针按揉1分钟，再逆时针按揉1分钟。

按摩功效　解除疲劳、止痛醒脑、降低血压。

按摩足三里穴

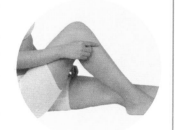

取穴方法　位于小腿前外侧，犊鼻下3寸，距胫骨前缘一横指处。

按摩方法　将大拇指指腹贴于足三里穴处，其余四指自然贴于小腿后部皮肤，用拇指指腹点按或按揉该处3分钟，对侧的足三里穴可以一起操作。

按摩功效　增强体力、解除疲劳、强壮神经。

按摩三阴交穴

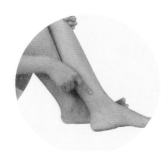

取穴方法　位于小腿内侧，足内踝尖上3寸，胫骨内侧缘后方处。

按摩方法　双手拇指叠加放于三阴交穴处，其余手指自然附着于小腿前部皮肤，以点按的方式按压此处，反复操作15下，对侧穴位以同样的方法操作。

按摩功效　调和气血、通经活络、消谷化食、调经止痛。

高血脂 合并冠心病

高血脂易并发冠心病。引起冠心病的因素很多，而高血脂是引起冠心病的重要因素之一。调控血脂，对预防冠心病极为有益。

饮食原则

1. 控制脂肪和胆固醇的摄入量，高脂肪和高胆固醇饮食是造成高血脂、冠心病的高危因素。少食用动物性脂肪，如牛油、羊油、猪油、奶油等。少食胆固醇含量高的食物，特别是蛋黄、动物内脏（肾脏、肝脏等）、鱼子等。

2. 增加不饱和脂肪酸的摄入量，不饱和脂肪酸能降低血清胆固醇，预防高血脂、冠心病。海鱼里含大量高级不饱和脂肪酸，所以冠心病患者可以适当食用海鱼产品。另外，植物油也包含比较多人体必需的不饱和脂肪酸，如香油、玉米油、花生油等。

3. 要控制碳水化合物的摄入量，碳水化合物主要为人体提供能量，也是心脏和大脑活动的主要能量来源。因为碳水化合物主要为糖类化合物，而糖又可转变为甘油三酯，所以要减少碳水化合物的摄入量，同时也不要过多食用糖和甜食。

4. 经常食用杂粮和豆制品，如小米、燕麦、豆类等粗粮，长期合理食用能降血脂。

5. 适当增加膳食纤维的摄入量，如新鲜蔬菜、粗粮、谷类等。

6. 保证必需的无机盐及微量元素的供给，可以适当地食用含碘丰富的食物，如海带、紫菜等。

7. 清淡饮食，少食用油煎、煮炸类食物。

温馨小提示

患有高血脂的人，其冠心病的发病率极高，高血脂容易形成脂质斑块，若沉积于血管壁堵塞冠状动脉，就易导致心肌缺血，也就是冠心病，两者属于因果关系。想要避免冠心病的发生，就必须降低血脂。该类患者要避免情绪过激，不要大喜大悲；油脂丰富的食物要少食或禁食；坚持做有氧运动，如散步、跑步、游泳、骑单车等。如果冠心病严重者，运动量要减小，避免引发心绞痛或心梗。

需重点补充的营养素

卵磷脂

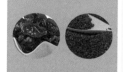

功效：卵磷脂能将大分子脂肪酸分解成细小的颗粒，防止血栓的形成，促使血液循环通畅，能防治高血脂、动脉粥样硬化。

食物来源：大豆、鱼头、芝麻、山药、木耳、谷类等。

维生素E

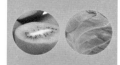

功效：维生素E能促进胆固醇代谢，促进脂质分解、代谢的活性，有助于胆固醇的转运与排泄，使血脂稳定；还可以净化血液，降低血液中的低密度脂蛋白的浓度，防止血管硬化；同时还能对抗脂质氧化，预防动脉硬化。

食物来源：全谷类（小麦胚芽、胚芽米、鲜酵母）、坚果类（杏仁、花生）、植物油（玉米油、橄榄油、花生油、葵花子油等）、肉、奶、蛋等。

镁

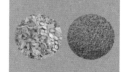

功效：镁元素是降低血中胆固醇的主要催化剂。有研究显示，人体血液中含镁元素高的胆固醇含量要远低于含镁元素低的人群。

食物来源：谷类食物（如小米、荞麦、燕麦、大麦、小麦、糙米）、豆类（如黄豆）、坚果类（如花生、核桃、杏仁）、绿叶蔬菜类、肉类、蛋类、鱼类、乳制品和动物内脏等。

碘

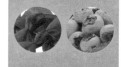

功效：碘元素能抑制胆固醇的吸收，防止胆固醇沉积于血管壁形成血栓，堵塞血管，防治高血脂及动脉粥样硬化。

食物来源：海带、紫菜、海参、海蜇、发菜、柿子等。

对症食疗方

松子炒丝瓜

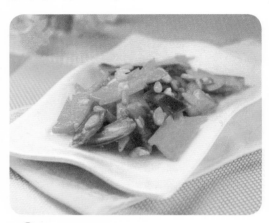

●原料　胡萝卜片50克，丝瓜90克，松仁12克，姜末、蒜末各少许

●调料　盐2克，鸡粉、水淀粉、食用油各适量

●做法

①将洗净去皮的丝瓜对半切开，再切成小块。

②锅中注水烧开，加适量食用油，放胡萝卜片煮半分钟，倒入丝瓜块，煮至其断生，捞出沥干待用。

③用油起锅，放姜末、蒜末爆香，倒入胡萝卜片和丝瓜块拌炒，放盐、鸡粉快炒至食材入味，用水淀粉勾芡炒匀，起锅，撒上松仁即可。

食疗原理

丝瓜含有丰富的维生素C，能祛脂降压，防治动脉粥样硬化和某些心血管疾病，适合高血脂及冠心病患者食用。

奶香燕麦粥

●原料　燕麦片75克，松仁20克，配方奶粉30克

●做法

①汤锅中注入适量清水，用大火烧开，倒入准备好的燕麦片，再放入适量松仁，用锅勺搅拌均匀。

②盖上锅盖，先用大火煮沸，转小火煮30分钟至食材熟烂。

③揭开锅盖，放入适量配方奶粉，用锅勺充分搅拌，再用大火煮开，把煮好的粥盛放在碗中即可食用。

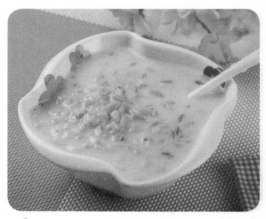

食疗原理

燕麦属于低糖、高营养的食物，含有丰富的维生素和酸性成分，适合高血脂合并冠心病患者食用。

无花果牛肉汤

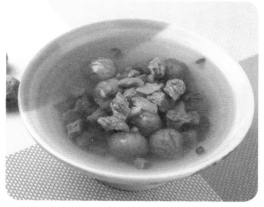

●原料　无花果20克，牛肉100克，姜片、枸杞、葱花各少许

●调料　盐2克，鸡粉2克

●做法

①将洗净的牛肉切成丁，备用。

②汤锅中注水烧开，倒入牛肉丁，搅匀，煮沸，用勺捞去锅中的浮沫。倒入洗好的无花果，放入姜片，拌匀。

③盖上盖，用小火煮40分钟，至食材熟透。揭盖，放入适量盐、鸡粉调味，用勺搅匀，把煮好的汤料盛放在碗中，撒上葱花即可。

专家点评

牛肉含有蛋白质、氨基酸以及锌、硒等微量元素，可预防高血压和冠心病，适合高血脂合并冠心病的患者食用。

小米黄豆粥

●原料　泡发小米50克，水发黄豆80克，葱花少许

●调料　盐2克

●做法

①砂锅中注水烧开，倒入洗净的黄豆，再加入泡发好的小米，用锅勺将食材搅拌均匀。

②盖上盖，转大火烧开，调小火煮30分钟至小米熟软。

③揭开锅盖，搅拌一会儿，以免粘锅。加入适量盐，快速拌匀至入味。关火，将小米黄豆粥盛放在碗中，再放上适量葱花即可。

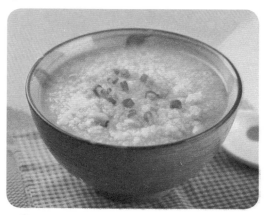

专家点评

黄豆含有矿物质、膳食纤维、卵磷脂、维生素、大豆蛋白和豆固醇，能明显地降低血脂和胆固醇，从而防治心血管疾病。

对症按摩法

按摩内关穴

取穴方法 位于前臂正中，腕横纹上2寸，在桡侧屈腕肌腱与掌长肌腱之间。

按摩方法 用拇指指尖按压内关穴，其余四指自然放于前臂背侧，向下按时力度可逐渐加重，至有酸胀感时停留几秒钟，而后缓缓减压放开，如此按压5分钟。

按摩功效 疏导水湿、宁心安神、理气镇痛。

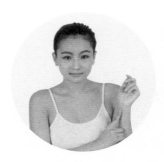

按摩膻中穴

取穴方法 位于胸部，前正中线上，平第4肋间，两乳头连线的中点处。

按摩方法 拇指内收，其余四指并拢，指腹作用于膻中穴处，以顺时针方向点揉1分钟，再逆时针点揉1分钟。

按摩功效 膻中穴归属心包经，为治疗心脏疾病之要穴，对胸痹心痛、心悸、冠心病等有一定疗效。

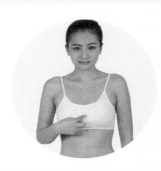

按摩心俞穴

取穴方法 位于人体的背部，当第5胸椎棘突下，左右各旁开1.5寸处。

按摩方法 患者取俯卧位，双脚并拢，操作者用双手食指指腹分别作用于两侧心俞穴，按压1分钟。

按摩功效 心俞穴通络于心脏，对心痛、心悸及循环系统疾病有一定疗效。

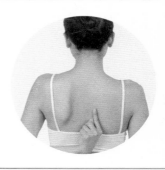

Part 4
患了高血脂，这些东西你就要慎食或禁食了

　　我们知道，摄入过多的脂肪和胆固醇、肥胖、酗酒等都是引起高血脂的重要因素，所以，高血脂患者在饮食生活中应避免酗酒，少吃或不吃含胆固醇、热量过高、易引起肥胖的食物。为什么这些食物成了高血脂患者的禁忌呢？让我们先读懂几个关键词。

　　第一个关键词是"胆固醇"。血液中胆固醇含量每单位在140～199毫克之间，是比较正常的胆固醇水平。假如一个人的饮食中动物脂肪与胆固醇摄入过量，则会直接升高血液中的血脂，形成高血脂。

　　第二个关键词是"甘油三酯"。甘油三酯过多蓄积是形成肥胖的重要原因，甘油三酯过高会导致血液黏稠，沉积在血管壁上，逐渐形成小斑块，从而引起动脉粥样硬化，这也是甘油三酯高危害的最直接体现。

　　第三个关键词是"热量"。热量如果供过于求就会储存起来，而热量的主要储存形式就是人体的脂肪，可直接导致血脂升高。由此看来，对于一些胆固醇、甘油三酯含量高的食物，高血脂患者还是需要谨慎食用。

肉　类

腊肉

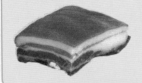

慎吃腊肉的原因 ▶

1.腊肉多用五花肉制成，其热量和脂肪含量都非常高，食用后容易引起血脂升高、肥胖，导致动脉粥样硬化、冠心病等疾病。

2.腊肉中的含钠量很高，高血脂患者过量食用，会使血压升高，身体出现水肿等症状，长期食用还会诱发高血压，对身体不利。

香肠

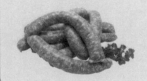

慎吃香肠的原因 ▶

1.香肠中热量和脂肪含量都很高，食用后可使血脂升高，引发肥胖，还有可能引发心血管并发症。

2.香肠中钠的含量极高，对于高血脂并发高血压的患者来说尤为不利，需忌食。

3.如不是自家制作的香肠，很有可能含有防腐剂，多食对身体不利，故应慎食。

狗肉

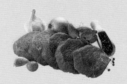

慎吃狗肉的原因 ▶

1.狗肉热性大、滋补强，食用后会促使血压、血脂升高，甚至导致脑血管出血，增加脑血管意外的风险。因此，高血压、高血脂、脑血管病人不宜吃狗肉。

2.狗肉热性大，即使是身体健康的人，一周最多吃一次狗肉，过食对身体不利。同时，大病初愈的人也不宜食用，因为此时病人体虚，只能温补。

猪肝

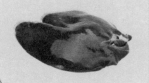

慎吃猪肝的原因 ▶

1.猪肝中胆固醇含量较高，多食可使血液中的胆固醇水平升高，导致胆固醇在动脉壁上沉积，诱发动脉硬化、冠心病等。

2.长期大量食用猪肝会使维生素A过多积聚从而出现恶心、呕吐、头痛、嗜睡等中毒现象，久之还会损害肝脏，导致骨质疏松、毛发干枯、皮疹等。

猪腰

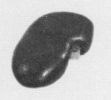

慎吃猪腰的原因 ▶

　　1.猪腰属于高胆固醇食物，每100克猪腰中含有354毫克胆固醇，高血脂患者不宜食用。

　　2.猪腰性寒，高血脂患者多为中老年人，肠胃功能相对较弱，如进食过多，容易引起腹泻等症状。

　　3.猪腰适合肾虚者食用，但肾气虚寒者应忌食。

猪蹄

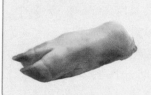

慎吃猪蹄的原因 ▶

　　1.猪蹄内含有大量脂肪，且多为饱和脂肪酸，饱和脂肪酸摄入量过多，可影响甘油三酯的代谢，使甘油三酯升高，导致动脉硬化。

　　2.猪蹄中胆固醇含量和热量都偏高，过多的热量以脂肪的形式储存起来，容易导致肥胖，高血脂患者不宜过多食用。

羊肝

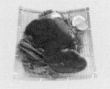

慎吃羊肝的原因 ▶

　　1.羊肝中胆固醇含量较高，对一般人而言，经常食用，易导致多余的胆固醇沉积于血管壁形成脂斑，破坏血管壁，从而导致血管管腔变窄，甚至形成血栓。对高血脂患者更为不利。

　　2.羊肝中维生素A含量极其丰富，长期大量食用，容易导致头痛、恶心、呕吐、嗜睡、视物模糊等病症。

肥猪肉

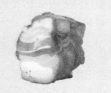

慎吃肥猪肉的原因 ▶

　　1.肥猪肉属于高脂肪、高胆固醇食品，特别是肥猪肉含动物性脂肪特别高，且为饱和脂肪酸，容易导致胆固醇升高，以致动脉硬化。

　　2.肥肉能够供给人体更高的热量，过多食用易使人体脂肪蓄积、身体肥胖、血脂升高，不利于高血脂患者的病情控制。

水 产

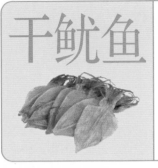

慎吃鱿鱼的原因 ▶

1.干鱿鱼的热量较高，高血脂患者不宜过多食用，否则过多的热量会在体内转化成脂肪，使血液中的脂肪含量和胆固醇含量升高。

2.干鱿鱼的胆固醇含量极高，每100克中含有871毫克胆固醇，食用后容易使血清胆固醇水平升高，并且其热量较高，不利于高血脂患者体重的控制。

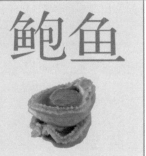

慎吃鲍鱼的原因 ▶

1.鲍鱼虽然名贵，但不是人人都适合食用，鲍鱼中胆固醇的含量较高，高血脂患者不宜食。

2.鲍鱼含钠量极高，食用后易造成血压升高，引发心脑血管并发症，尤其并发有高血压的高血脂患者更要注意。

3.鲍鱼肉难消化，肠胃功能较弱的高血脂患者应慎食。

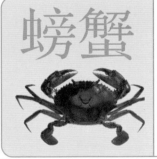

慎吃螃蟹的原因 ▶

1.蟹黄含有丰富的胆固醇，会引起血液中胆固醇增高，加重心血管病，所以高血脂患者要尽量少吃。

2.蟹肉中含有丰富的蛋白质，不易消化吸收，且螃蟹性寒，吃后容易引起腹痛、腹泻或消化不良等症状。

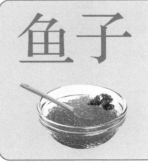

慎吃鱼子的原因 ▶

1.鱼子胆固醇含量很高，不但可使血清胆固醇水平升高，而且血管内皮堆积的低密度胆固醇还可诱发动脉硬化、冠心病等心血管并发症。

2.鱼子虽然很小，但是很难煮透，食用后也很难消化，肠胃功能不好的高血脂患者要忌食。

蔬　果

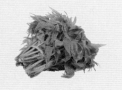

慎吃香椿的原因 ▶

　　1.香椿中含亚硝酸盐，若长期大量摄入，不仅会危及人体的健康，还可能会诱发肿瘤。

　　2.香椿性平，味苦、涩，归肝、胃、肾经，中医认为，香椿食用后容易加重肝火，且香椿是"发物"，高血脂患者应慎食。

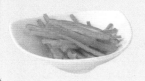

慎吃辣椒的原因 ▶

　　1.辣椒中含有辣椒素，尤其是辣味较重的，属辛辣刺激性食物，会刺激血压、血脂升高，不利于血脂的控制和调节。

　　2.辣椒的辛辣刺激会导致循环血量剧增，心跳加快，心动过速短期内大量食用会致急性心力衰竭、心脏猝死，妨碍原有的心脑血管病及肺内病变的康复，可能增加高血脂并发脑卒中的风险。

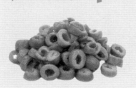

慎吃腌菜的原因 ▶

　　1.腌菜需要使用大量食盐，食盐中所含的硝酸盐杂质会在腌制过程中被微生物转化成亚硝酸盐。当亚硝酸盐在人体内遇到胺类化合物时，会形成强致癌物亚硝酸胺。

　　2.腌菜在腌制过程中，会破坏蔬菜中的维生素C，过多食用腌菜会导致人体缺乏维生素C，免疫力降低，不利于高血脂患者病情的恢复。

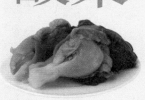

慎吃酸菜的原因 ▶

　　1.酸菜虽有增进食欲的功能，但不利于控制高血脂患者的体重。

　　2.酸菜在腌制的过程中，维生素C被大量破坏，长期食用容易会造成营养失衡，对高血脂患者的病情不利。

　　3.酸菜含有较多亚硝酸盐，食用过多会引起头痛、恶心、呕吐等中毒症状，严重者还可致死。

榴莲

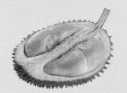

慎吃榴莲的原因 ▶

1.榴莲的含糖量很高，摄入过量的糖分会在体内转化为内源性甘油三酯，使血清甘油三酯浓度升高，故高血脂患者应慎吃或禁吃。

2.榴莲属于高脂水果，含有大量的饱和脂肪酸，多吃会使血液中的总胆固醇含量升高，加重高血脂患者的病情，导致血管栓塞、血压升高、冠心病、中风。

椰子

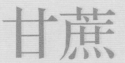

慎吃椰子的原因 ▶

1.椰子是热量最高的几种水果之一，高血脂患者多食不利于控制体重。

2.椰子含糖量很高，过量摄入糖分会转化为内源性甘油三酯，使甘油三酯水平升高，不利于高血脂患者的健康。

3.椰子中含有大量的饱和脂肪酸，可使血清胆固醇水平升高，高血脂患者应慎食。

甘蔗

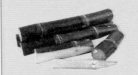

慎吃甘蔗的原因 ▶

1.甘蔗含糖量比较丰富，高糖类食物是血脂上升的重要原因，因为糖可转变为甘油三酯，使甘油三酯水平升高。

2.甘蔗会使血糖增高，增加高血脂合并糖尿病的风险，对于高血脂已经并发糖尿病的患者尤其不宜多吃。

鳄梨

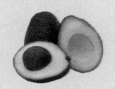

慎吃鳄梨的原因 ▶

1.鳄梨每100克（约半个）含15克脂肪，脂肪含量非常高，会增加血液中总胆固醇及"坏胆固醇"的含量，导致血管栓塞。

2.鳄梨是高热量水果，对于高血脂患者而言，过多热量更容易导致肥胖，引起血脂升高。

饮 品

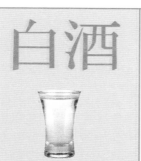

慎喝白酒的原因 ▶

1.白酒的热量很高，是导致肥胖的重要饮食因素。

2.酒精最容易损害肝脏，导致脂肪肝，严重者还会造成酒精性肝硬化。

3.酒精可抑制脂蛋白脂肪酶，从而使甘油三酯浓度升高，加速动脉粥样硬化，引发心脑血管并发症。

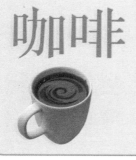

慎喝咖啡的原因 ▶

1.咖啡的热量和脂肪含量均较高，长期饮用大量煮沸的咖啡，会导致血清总胆固醇、低密度脂蛋白胆固醇以及甘油三酯水平升高，从而使血脂过高。

2.喝完咖啡2小时后，血中的游离脂肪酸会不断增加，血糖、乳酸、丙酮酸都会升高，患有高血压、高血脂等慢性疾病者不宜饮用。

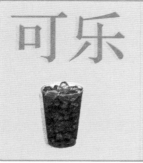

慎喝可乐的原因 ▶

1.可乐中含有咖啡因，饮含咖啡因的饮料过多，会使血脂升高，容易加剧动脉硬化。高血脂患者过量饮用，会加速病情的恶化。

2.可乐为碳酸类饮料的代表，是高热量低营养的物质，可能导致无法合理控制总热量的摄入，从而使血脂升高，更加肥胖，所以高血脂患者应慎用。

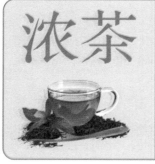

慎喝浓茶的原因 ▶

1.浓茶中含有能使中枢神经系统兴奋的物质，会导致血压、血脂升高，使脑血管收缩，从而增加高血脂患者并发脑血管疾病的风险。

2.浓茶会使心率加快，使心脏负担增加，对高血脂并发高血压、心脑血管疾病者不利，所以高血脂患者最好适量饮淡茶，慎喝浓茶。

其 他

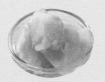

慎吃猪油的原因 ▶

1.猪油中含较多饱和脂肪酸，同时也含有丰富的胆固醇，而且饱和脂肪酸还可使体内的胆固醇合成增加，并且还可能引发动脉硬化等心脑血管疾病。

2.猪油是一种高热量的食品，同时又因为猪油具有独特的香味，用猪油烹调菜肴时可大大地提高人的食欲，使人进食量增加，导致肥胖的发生。

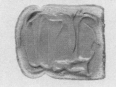

慎吃黄油的原因 ▶

1.黄油的热量极高，多食不利于体重的控制，尤其肥胖型的高血脂患者要慎食。

2.黄油中饱和脂肪酸和胆固醇的含量很高，容易造成血脂升高，胆固醇在血管壁上沉积，加大患肥胖症、心血管疾病等并发症的概率，所以高血脂患者不宜食用。

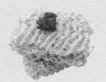

慎吃方便面的原因 ▶

1.方便面是一种高热量、高脂肪、高碳水化合物的食物，高血脂患者不宜食用。

2.方便面在制作过程中大量使用棕榈油，其含有的饱和脂肪酸可加速动脉硬化的形成。

3.方便面中含钠量极高，食用后可升高血压，引发心脑血管并发症。

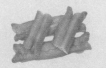

慎吃油条的原因 ▶

1.油条是经过高温加热的食物，食用油中或被炸食物中的有益营养成分，会遭到不同程度的破坏，过多食用油炸食物会使人发生营养失衡。

2.油条经油炸后，其脂肪含量成倍地增加，过多摄入必然导致热量过剩，不利于高血脂患者血脂的控制。此外，高温油还含有一定的有毒物质，影响身体健康。

油饼

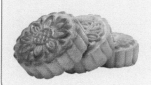

慎吃油饼的原因 ▶

1.油饼在连续高温炸制中，营养成分会遭到不同程度的破坏，同时还会产生多种挥发性有毒物质，不宜长期食用。

2.油饼在制作过程中会吸收比油条更多的油脂，其热量、油脂含量很高，高血压、高血脂、糖尿病人、肝肾功能不全者不宜食用。

月饼

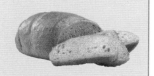

慎吃月饼的原因 ▶

1.月饼为"三高"食品，含有高油脂、高糖分、高脂肪，其传统馅料如莲蓉、咸蛋黄等属肥腻易滞食物，所以高血脂患者要尽量少吃。

2.月饼里的一个蛋黄的胆固醇含量就可以达到250～300毫克，大大超过高血脂病人每天胆固醇的限制摄入量。

面包

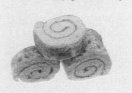

慎吃面包的原因 ▶

1.面包烘烤温度高，须使用耐高温的油，如奶油，因含大量饱和脂肪酸，在体内会形成胆固醇。

2.面包常用的氢化植物油如乳玛琳、酥油等，含人体无法代谢的反式脂肪，易堆积于血管内壁形成硬化斑块。就算使用不耐高温的油脂高温烘焙时，也容易使油脂变质产生自由基，导致血管内壁受破坏，失去弹性。

糕点

慎吃糕点的原因 ▶

1.糕点以糖、油脂、面粉为主要原料，配以鸡蛋、牛奶、果仁、豆沙、枣泥等辅料，经烘焙、油炸或蒸制等方法制成，含有大量的糖分和热量，不利于高血脂患者。

2.糕点中多含有大量的奶油、牛油等，都含有很高的饱和脂肪酸，饱和脂肪酸长期摄入过多，可使甘油三酯升高，并有加速血液凝固作用，促进血栓形成。

汤圆

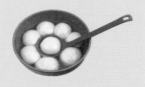

慎吃汤圆的原因 ▶

1.汤圆以糯米为主材料，糯米质硬，不易消化，不宜过多食用。

2.汤圆中往往加入较多糖和花生、芝麻、鲜肉等作为馅料，使其成为高糖、高脂、高热量的食品，肥胖、高血脂、高血压、糖尿病、冠心病等患者不可过量食用，以免造成身体负担。

皮蛋

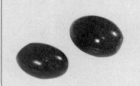

慎吃皮蛋的原因 ▶

1. 松花蛋的胆固醇含量很高，每100克松花蛋中胆固醇的含量就高达608毫克，食用后可使血清的胆固醇水平升高，加重高血脂患者的病情。

2. 松花蛋中低密度脂蛋白胆固醇在血管内皮的堆积，还可引发动脉硬化、冠心病等并发症。

3.松花蛋性寒，脾阳不足、心血管病患者慎食。

薯片

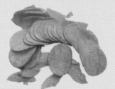

慎吃薯片的原因 ▶

1.薯片的热量、碳水化合物含量和脂肪含量均较高，食用后容易使人发胖，不利于高血脂患者的体重控制。

2.薯片中含有致癌物丙烯酰胺，过量食用使丙烯酰胺大量堆积，加大了高血脂患者患癌症的风险。

3.薯片的口味靠盐等调制，食用后可使血压升高，还可能引发其他心血管疾病。

饼干

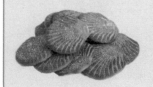

慎吃饼干的原因 ▶

1.饼干属于高糖、高热量食品，食用过多容易引起肥胖，引起患者血脂升高，不利于高血脂病情的控制。

2.饼干中有一种常见配料是人造黄油，其含有反式脂肪酸，容易引发心脑血管疾病。

3.饼干吃后容易产生饱腹感，导致人食欲下降，从而影响维生素、矿物质等其他营养的摄入。

Part 5

即使患了高血脂，这些东西你也可以随便吃

　　高血脂并不可怕，但必须要进行防治和调理。其实，最好的医生就是自己，成功的关键在于饮食。饮食对于防治高血脂有着至关重要的作用，所以患者可以适当地调节饮食结构，采用合理的饮食方法来降低对胆固醇与脂肪的过多摄取，从而降低人体内的血脂，达到防治高血脂的目的。医学家推荐，日常饮食中脂肪成分不超过总热能的30%(甚至20%)。饱和脂肪酸摄入量应低于总热能的10%(甚至6%~8%)，多不饱和脂肪酸摄入量每天应限制在250~300毫克(有的病人限制在150~200毫克)。此外，很多食物中都含有有效地预防和治疗高血脂的成分。

　　对于许多高血脂患者来说，哪些食物能吃，怎么吃？是他们最关心的问题，本章挑选了70种对高血脂患者有益的食材，详细介绍了每种食物的营养素含量、降脂关键、食用注意、搭配宜忌等，并提供了适于高血脂患者的菜例作为参考。因此，即使得了高血脂，患者还是有许多美食可以吃，而且还要吃出美味、吃出健康！

猕猴桃

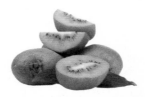

别 名	性味归经	推荐用量	热 量	蛋白质	脂 肪	胆固醇
狐狸桃、洋桃、藤梨	性寒，味甘、酸；归胃、膀胱经	每天1~2个为宜	234千焦/100克	0.8克/100克	0.6克/100克	－

☺ 降脂关键

◎果胶、维生素C、肌醇。猕猴桃含有丰富果胶和维生素C，可降低血液中胆固醇的浓度，常食还能预防高血脂以及心脑血管疾病。猕猴桃还含有一种天然糖醇类物质——肌醇，对调节脂肪代谢、降低血脂有较好的疗效。

☀ 选购保存

选择那些无破裂、无霉烂、无皱缩、少有柔软感、气味清香的猕猴桃，通常果实越大，质量越好。未成熟的猕猴桃可以和苹果放在一起，有催熟作用，保存时间不宜太长。

☀ 食用注意

除鲜食外，猕猴桃还可加工成果汁、果酱、果酒、糖水罐头、果干、果脯等，这些产品或黄、或褐、或橙，色泽诱人，风味可口，营养价值不亚于鲜果。

宜：猕猴桃适宜胃癌、食管癌、肺癌、乳腺癌、高血压病、冠心病、黄疸肝炎、关节炎、尿道结石患者；食欲不振、消化不良者，常吃烧烤者。

忌：脾胃虚寒、腹泻便溏者，糖尿病患者，先兆性流产和妊娠的女性。

☀ 搭配宜忌

宜　猕猴桃　＋　薏米　＝　可抑制癌细胞

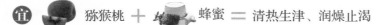

宜　猕猴桃　＋　蜂蜜　＝　清热生津、润燥止渴

宜　猕猴桃　＋　胡萝卜　＝　可抑制癌细胞

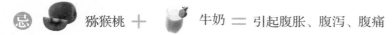

忌　猕猴桃　＋　牛奶　＝　引起腹胀、腹泻、腹痛

猕猴桃沙冰

●**原料**　猕猴桃200克，矿泉水适量

●**做法**

①将洗净去皮的猕猴桃切小块备用。

②取榨汁机，选择搅拌刀座组合，倒入猕猴桃，加入适量矿泉水，盖好盖。通电后选择"榨汁"功能搅拌，榨取猕猴桃汁。断电后倒出榨好的汁水，装入保鲜盒中。置于零下15摄氏度的环境中，冷冻约2小时，至其成硬块，再取出，凿成沙冰。盛入小碗中即成。

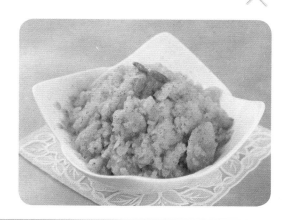

猕猴桃雪梨西米露

●**原料**　猕猴桃1个，雪梨1个，水发西米100克

●**调料**　冰糖70克

●**做法**

①将洗净的雪梨去皮、核，再改切小块；猕猴桃去皮切小块。

②果肉块放入淡盐水中浸泡片刻。

③锅中加入清水烧热，下入冰糖煮化。倒入洗好的西米、雪梨块、猕猴桃块拌匀。用小火煮约15分钟，盛出即可。

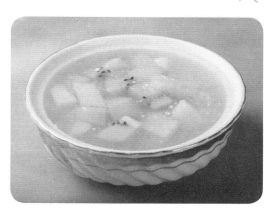

猕猴桃西蓝花青苹果汁

●**原料**　猕猴桃80克，青苹果100克，西蓝花80克

●**调料**　蜂蜜10克，矿泉水适量

●**做法**

①洗好去皮的青苹果、猕猴桃切成小块；西蓝花切小块，入沸水中焯水。

②取榨汁机，将食材倒入，加适量矿泉水，盖上盖，选定"榨汁"功能榨取果汁，加入适量的蜂蜜，盖上盖，启动机"榨汁"功能搅拌均匀即可。

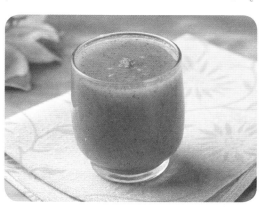

香 蕉

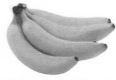

别　名	性味归经	推荐用量	热　量	蛋白质	脂　肪	胆固醇
蕉果、甘蕉	性寒，味甘；归脾、胃、大肠经	每日1~2根为宜	581千焦/100克	1.4克/100克	0.2克/100克	—

❋ 降脂关键

◎膳食纤维、维生素C。香蕉中富含大量的膳食纤维和维生素C，可促进胃肠蠕动，减少肠道对胆固醇的吸收。

❋ 选购保存

果皮颜色黄黑泛红，稍带黑斑，表皮有皱纹的香蕉风味最佳。香蕉手捏后有软熟感的一定是甜的。用密存袋保存，香蕉买回来后，最好用绳子串起来，挂在通风处。

❋ 食用注意

苹果、梨、香蕉、木瓜、桃子或一些易腐烂的水果，容易产生乙烯，最好不要同其他水果放在一起。

宜：香蕉适宜口干烦渴、大便干燥难解、痔疮、肛裂、大便带血、癌症病人，上消化道溃疡、肺结核、顽固性干咳者，高血压、冠心病、动脉硬化者和中毒性消化不良者食用。

忌：慢性肠炎、虚寒腹泻、糖尿病、胃酸过多者则少吃或不吃。

❋ 搭配宜忌

宜　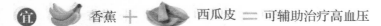 香蕉 ＋ 西瓜皮 ＝ 可辅助治疗高血压

宜　香蕉 ＋ 燕麦 ＝ 改善睡眠

宜　 香蕉 ＋ 西瓜 ＝ 清热解毒

忌　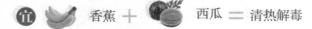 香蕉 ＋ 芋头 ＝ 会引起腹胀

香蕉玉米粥

●**原料**　香蕉、玉米粒、豌豆各适量，大米80克

●**调料**　冰糖12克

●**做法**

①大米泡发洗净；香蕉去皮，切片；玉米粒、豌豆洗净，备用。

②把锅置火上，注入清水，放入大米，用大火煮至米粒绽开。

③放入香蕉片、玉米粒、豌豆、冰糖，用小火煮至粥成即可食用。

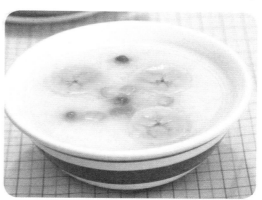

香蕉葡萄糊

●**原料**　香蕉150克，葡萄120克，矿泉水适量

●**做法**

①香蕉去皮，切成小块，备用。

②取榨汁机，选择"搅拌"刀座组合，将洗好的葡萄倒入搅拌杯中。再加入切好的香蕉块，倒入适量矿泉水。盖上盖，选择"榨汁"功能，榨取果汁。

③揭开盖，将果汁倒入杯中即可。

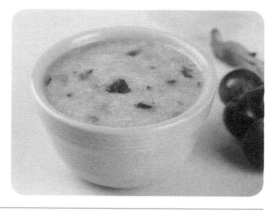

香蕉雪梨汁

●**原料**　香蕉1根，雪梨半个

●**做法**

①香蕉去皮，切成小块；雪梨去皮切成丁。

②取榨汁机，倒入香蕉块、雪梨丁，选择"搅拌"功能，榨成香蕉雪梨汁，倒入碗中即可食用。

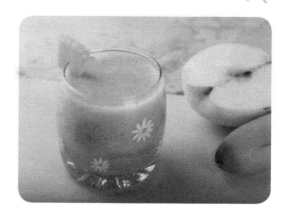

苹 果

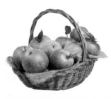

别 名	性味归经	推荐用量	热 量	蛋白质	脂 肪	胆固醇
滔婆、柰、柰子	性凉，味甘、微酸；归脾、肺经	每日1个为宜	218千焦/100克	0.2克/100克	0.2克/100克	—

❀ 降脂关键

◎果胶。苹果含有大量的果胶，这种可溶性纤维质可以降低胆固醇及坏胆固醇的含量；还富含维生素C，可软化血管，预防动脉硬化。

❀ 选购保存

苹果应挑大小适中、果皮光洁、颜色艳丽的为佳。放在阴凉处可以保持7~10天，如果装入塑料袋放入冰箱可以保存更长时间。

❀ 食用注意

吃苹果既能减肥，又能助消化，且苹果中含有多种维生素、矿物质、糖类、脂肪等，是构成大脑所必需的营养成分。吃苹果时，最好先用水洗干净，削去果皮后食用。吃苹果时要细嚼慢咽，这样不仅有利于消化，更重要的是对预防疾病大有好处。

宜：苹果适宜慢性胃炎、消化不良、气滞不通、慢性腹泻、神经性结肠炎、便秘、高血压、高脂血症和肥胖症、癌症、贫血患者和维生素C缺乏者食用。

忌：脾胃虚寒者、糖尿病患者不宜食用。

❀ 搭配宜忌

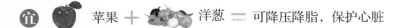

宜	苹果 ＋ 洋葱 ＝ 可降压降脂，保护心脏
宜	苹果 ＋ 银耳 ＝ 润肺止咳
忌	苹果 ＋ 海鲜 ＝ 易导致腹痛、恶心、呕吐
忌	苹果 ＋ 胡萝卜 ＝ 破坏维生素C

苹果山楂大米粥

●**原料**　山楂30克，大米100克
●**调料**　冰糖5克
●**做法**

①大米淘洗干净，放入清水中浸泡；山楂洗净。

②锅置火上，放入大米，加适量清水煮至七成熟。

③放入山楂煮至米粒开花，放入冰糖煮至溶化即可。

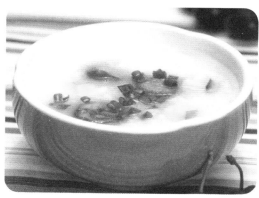

黄瓜苹果汁

●**原料**　黄瓜120克，苹果120克，矿泉水适量
●**调料**　蜂蜜15毫升
●**做法**

①洗好的黄瓜切成丁；洗净的苹果去核，再切成小块。

②取榨汁机，倒入切好的黄瓜丁和苹果块，倒入适量矿泉水，榨取果蔬汁。

③加入适量蜂蜜，搅拌均匀。将榨好的果蔬汁倒入杯中即可。

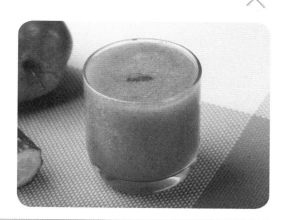

葡萄苹果汁

●**原料**　葡萄100克，苹果100克，柠檬50克，矿泉水适量
●**调料**　蜂蜜20毫升
●**做法**

①将洗好的苹果切瓣，去核，再切成小块；葡萄洗净。

②取榨汁机，倒入苹果块、葡萄，倒入适量矿泉水，榨取葡萄苹果汁。

③将果汁倒入杯中，加入适量蜂蜜；柠檬切开，将柠檬汁滴在果汁中即可。

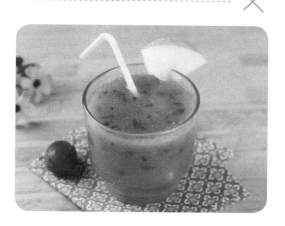

葡萄

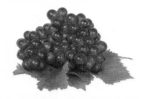

别 名	性味归经	推荐用量	热 量	蛋白质	脂 肪	胆固醇
草龙珠、山葫芦、蒲桃	性平，味甘、酸；归肺、脾、肾经	每日100克左右为宜	180千焦/100克	0.5克/100克	0.2克/100克	—

❂ 降脂关键

　　◎钾。葡萄富含钾，能有效降低血压，研究证明葡萄能比阿司匹林更好地阻止血栓形成，并且能降低人体血清胆固醇水平，降低血小板的凝聚力，对预防高血脂引起的心脑血管疾病有一定作用。

❂ 选购保存

　　购买时可以摘底部一颗尝尝，如果果粒甜美，则整串都很甜。葡萄保留时间很短，最好购买后尽快吃完。剩余的可用保鲜袋密封好，放入冰箱内，这样能保存4~5天。

❂ 食用注意

　　将葡萄逐粒剪下，放入清水中浸泡，然后洗净。吃葡萄后不能立刻喝水，否则很快就会腹泻，但是这种腹泻不是细菌引起的，泻完后会不治而愈。

　　宜：葡萄适宜高血压、冠心病、脂肪肝、癌症、肾炎水肿、神经衰弱、风湿性关节炎、过度疲劳、体倦乏力、形体羸瘦、肺虚咳嗽、儿童、贫血患者食用。

　　忌：糖尿病、便秘、阴虚内热、津液不足者，脾胃虚寒者及孕妇则忌食。

❂ 搭配宜忌

宜　葡萄 ＋ 枸杞 ＝ 降低血压、补血养颜

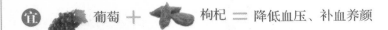

宜　葡萄 ＋ 薏米 ＝ 健脾利湿

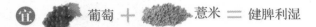

忌　葡萄 ＋ 开水 ＝ 引起腹胀

忌　葡萄 ＋ 白萝卜 ＝ 不利消化

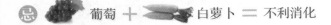

芹菜杨桃葡萄汁

●原料　芹菜100克，杨桃100克，葡萄100克，矿泉水适量

●做法

①洗净的芹菜切段；洗净的杨桃、紫甘蓝均切成小块，备用。

②锅中加水烧开，倒入紫甘蓝块，搅拌匀，焯煮1分钟，捞出沥干，备用。

③取榨汁机，将芹菜段倒入搅拌杯中，再加入杨桃块、葡萄，倒入适量矿泉水，榨出蔬果汁即可。

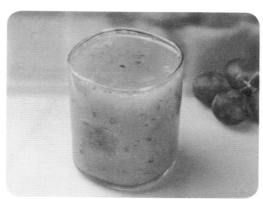

葡萄青瓜番茄汁

●原料　葡萄100克，黄瓜100克，西红柿90克，矿泉水适量

●做法

①洗好的西红柿、黄瓜均切成小块；葡萄洗净。

②取榨汁机，选择"搅拌"刀座组合，放入葡萄、黄瓜块、西红柿块，倒入适量矿泉水。盖上盖，选择"榨汁"功能，榨取蔬果汁即可。

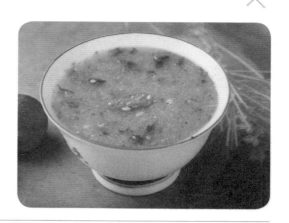

葡萄芹菜汁

●原料　葡萄、芹菜各90克，矿泉水适量

●调料　蜂蜜20毫升

●做法

①将洗净的芹菜切成粒，待用。

②取榨汁机，倒入洗净的葡萄、芹菜粒，再倒入适量矿泉水。盖上盖，选择"榨汁"功能，榨取葡萄芹菜汁。

③揭开盖，放入适量蜂蜜。盖上盖，选择"榨汁"功能，搅拌匀。揭盖，把榨好的葡萄芹菜汁倒入杯中即可。

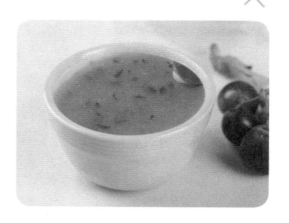

山楂

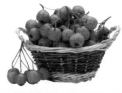

别　名	性味归经	推荐用量	热　量	蛋白质	脂　肪	胆固醇
山里红、酸楂	性微温，味酸、甘；归脾、肝经	每天3~4个	397千焦/100克	0.5克/100克	0.6克/100克	—

❀ 降脂关键

◎三萜类及黄酮类成分。山楂所含的三萜类及黄酮类等成分，具有显著的扩张血管及降压作用，有增强心肌、抗心律不齐、调节血脂及胆固醇含量的功能。

❀ 选购保存

宜选购外表呈深红色，鲜亮而有光泽，果实丰满、圆鼓并且叶梗新鲜的成熟山楂，山楂较易保存，放在常温处即可。

❀ 食用注意

正常人吃山楂也要注意适量，经常一次性食用过多的话，不但起不到降脂减肥的作用，还会引发慢性的肠胃病。

宜： 山楂适宜食后腹满饱胀、上腹疼痛者，中老年心脏衰弱、高血压、冠心病、心绞痛、高脂血症、阵发性心动过速及各种癌症患者。

忌： 女性月经过期不来或产后瘀血腹痛、恶露不尽者，消化性溃疡及胃酸过多者和孕妇忌食。

❀ 搭配宜忌

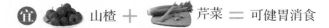

宜 🍎山楂 ＋ 🥬芹菜 ＝ 可健胃消食

宜 🍎山楂 ＋ 🍯蜂蜜 ＝ 对小儿伤食、疳积有疗效

忌 🍎山楂 ＋ 🥛牛奶 ＝ 会影响消化功能

忌 🍎山楂 ＋ 🥒黄瓜 ＝ 破坏维生素C

山楂菊花茶

●原料　鲜山楂90克，干菊花15克

●做法

①将洗净的山楂去除头尾，再切开，去除果核，把果肉切成小块，备用。

②砂锅中加水烧开，倒入洗净的干菊花，放入山楂块，搅拌匀。盖上盖，煮沸后用小火炖煮约10分钟。

③揭盖，转大火，略微搅拌一会儿，关火后将煮好的菊花茶盛放在汤碗中，冷却后即可饮用。

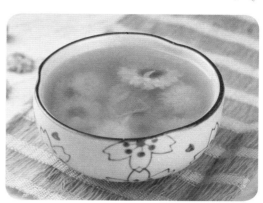

山楂酸梅汤

●原料　山楂90克，酸梅45克，谷芽10克，麦芽10克

●调料　冰糖30克

●做法

①洗好的山楂切开，去核，切成小块，备用。

②砂锅中注入适量清水烧开，倒入洗好的谷芽、麦芽，加入酸梅、山楂块，烧开后用小火煮10分钟，至汤汁变成褐色。

③放入适量冰糖，煮至冰糖溶化即可。

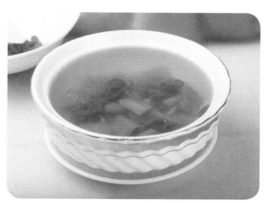

雪梨苹果山楂汤

●原料　苹果100克，雪梨90克，山楂80克

●调料　冰糖40克

●做法

①将洗净的雪梨、苹果均切块；洗净的山楂去除头尾，去核后切成小块。

②砂锅中注入适量清水烧开，倒入切好的食材煮沸，转小火煮至食材熟软。

③揭盖，倒入冰糖，搅拌匀。用中火续煮一会儿，至冰糖溶化即成。

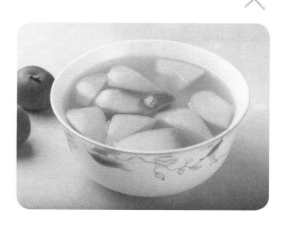

橙 子

别 名	性味归经	推荐用量	热 量	蛋白质	脂 肪	胆固醇
黄果、香橙、蟹橙、金球	性凉，味甘、酸；归肺、脾、胃经	每日1~2个为宜	197千焦/100克	0.8克/100克	0.2克/100克	—

❀ 降脂关键

◎维生素C、胡萝卜素。橙子含有大量维生素C和胡萝卜素，可以抑制致癌物质的形成，降低胆固醇和血脂，还能软化和保护血管，促进血液循环。

❀ 选购保存

橙子要选成色正常的，看表皮的皮孔，好橙子表皮皮孔较多，摸起来比较粗糙，再看外观的色泽，处理时加了色素，用纸一擦就会褪色。在常温下，置于阴凉干燥处可保存1~2周，置于冰箱可保存更长时间。

❀ 食用注意

吃橙子前后1小时内不要喝牛奶，因为牛奶中的蛋白质遇到果酸会凝固，影响消化吸收。橙子味美但不要多吃，吃完橙子应及时刷牙漱口，以免对口腔牙齿产生危害。

宜：橙子适宜高血压、高血脂、心脑血管疾病、流感等患者以及胸膈满闷、恶心欲吐、瘿瘤之人及饮酒过多、宿醉未消之人食用。

忌：糖尿病、泌尿系结石患者不宜食用。

❀ 搭配宜忌

宜　橙子 ＋ 蜂蜜 ＝ 可治胃气不和、呕逆少食

宜　橙子 ＋ 玉米 ＝ 促进维生素的吸收

忌　橙子 ＋ 黄瓜 ＝ 破坏维生素C

忌　橙子 ＋ 虾 ＝ 产生毒素

杨桃甜橙木瓜沙拉

●原料　木瓜200克，杨桃、橙子各100克，圣女果90克，柠檬60克
●调料　酸奶适量
●做法

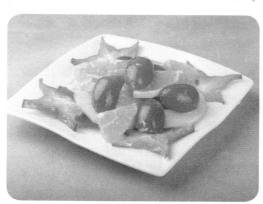

①杨桃洗净切片，木瓜去皮切成片，橙子取出果肉切成片，圣女果切开。
②将所有食材装入大碗，加入适量酸奶，搅拌均匀，摆盘后，将柠檬洗净切片，挤出汁，滴在盘中即成。

酸甜莲藕橙子汁

●原料　莲藕100克，橙子1个，矿泉水适量
●调料　白糖10克
●做法

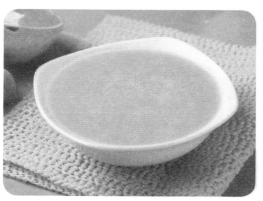

①洗好的藕切成小块，焯水后捞出备用；橙子切成瓣，去皮，切小块。
②组好"搅拌"刀座，将食材倒入搅拌杯中，加入适量的矿泉水。盖上盖，选定"榨汁"功能榨取果汁。掀盖，加入适量白糖。加盖，继续搅匀即可。

酸甜猕猴桃橙汁

●原料　猕猴桃80克，橙子90克，矿泉水适量
●调料　蜂蜜10毫升
●做法

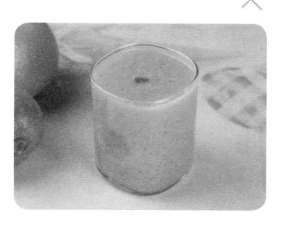

①橙子切瓣，去皮，切成小块；洗净的猕猴桃去皮，切开，去心，切成小块。
②取榨汁机，倒入猕猴桃和橙子，加入适量矿泉水，榨取果汁。
③揭盖，放入适量蜂蜜。盖上盖，继续搅拌均匀。断电后把果汁倒入杯中即可。

橘 子

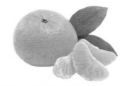

别　名	性味归经	推荐用量	热　量	蛋白质	脂　肪	胆固醇
蜜橘、福橘、大红袍	味甘、酸，性温；归肺、胃经	每日2个为宜	180千焦/100克	0.8克/100克	0.1克/100克	—

◉ 降脂关键

◎研究证实，食用橘子可以降低沉积在动脉血管中的胆固醇和甘油三酯，有助于使动脉粥样硬化发生逆转。

◉ 选购保存

挑选表面平滑光亮、外表皮薄、果实比较成熟的，果蒂不要干枯的才是新鲜的。储存时装在有洞的网袋中，放置通风处即可。如果要长期储存，放进冰箱保鲜，可以保存一个月不变质。

◉ 食用注意

人们在吃橘子的时候，常把吃剩的橘皮、橘络、橘核等作为废弃物扔进垃圾桶，殊不知橘子一身都是宝。橘子的皮、核、叶乃至橘络，都可入药。为避免其对胃黏膜产生刺激而引起不适，最好不要空腹吃橘子。

宜： 橘子适宜老年心血管病、慢性支气管炎、老年气喘患者食用。

忌： 风寒咳嗽、多痰、糖尿病、口疮、食欲不振、大便秘结、咳嗽多痰者则慎食。

◉ 搭配宜忌

宜 橘子 ＋ 生姜 ＝ 可预防感冒

宜 橘子 ＋ 玉米 ＝ 有利于吸收维生素

忌 橘子 ＋ 白萝卜 ＝ 易引发甲状腺肿大

忌 橘子 ＋ 动物肝脏 ＝ 破坏维生素C

梨子柑橘蜂蜜饮

●原料　雪梨180克，柑橘80克，矿泉水适量

●调料　蜂蜜10克

●做法

①柑橘去皮，剥成瓣状；洗好的雪梨去皮、核，再切成小块，备用。

②取榨汁机，将准备好的食材倒入搅拌杯中，加入适量矿泉水，榨取果汁。

③揭开盖，倒入适量蜂蜜。盖上盖，再次选择"榨汁"功能，搅拌均匀即可。

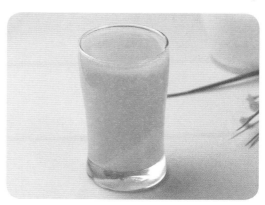

芹菜胡萝卜柑橘汁

●原料　芹菜70克，胡萝卜100克，柑橘1个，矿泉水适量

●做法

①洗净的芹菜切段；洗好去皮的胡萝卜切成粒；柑橘去皮，掰成瓣，去掉橘络，备用。

②取榨汁机，倒入芹菜段、胡萝卜粒、柑橘瓣，加入适量矿泉水，榨取蔬果汁。

③把榨好的蔬果汁倒入杯中即可。

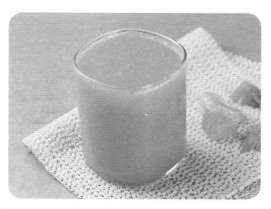

柑橘山楂饮

●原料　柑橘100克，山楂80克

●做法

①将柑橘去皮，果肉分成瓣；洗净的山楂对半切开，去核，果肉切成小块。

②砂锅中注入适量清水烧开，倒入柑橘瓣、山楂块。盖上盖，用小火煮15分钟。

③揭盖，略微搅动片刻。将煮好的柑橘山楂饮盛出，装入碗中即可。

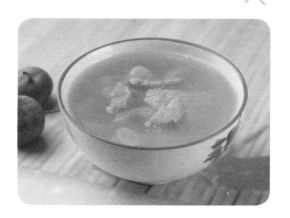

柚 子

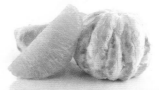

别 名	性味归经	推荐用量	热 量	蛋白质	脂 肪	胆固醇
文旦、雷柚、碌柚、胡柑	性温，味甘；归脾、胃经	每天1大瓣（约50克）	172千焦/100克	0.8克/100克	0.2克/100克	—

❂ 降脂关键

◎维生素C、果胶。柚子含丰富的果胶，能降低血液中低密度脂蛋白水平；柚子所含的大量维生素C，能降低血液中的胆固醇含量，因此可有效降低血脂，防治动脉硬化。

❂ 选购保存

外形匀称、上尖下宽、底部扁圆，有环状斑纹且又圆又大的是好柚子。应放在通风干燥处保存，温度不宜过低，最好在10℃以上。

❂ 食用注意

刚采下来的柚子，最好在室内放置两周左右，待果实水分逐渐蒸发，甜度提高了，吃起来味道才甜美。此外，服药物时应避免食用柚子，因柚子中含有的一种活性成分可以干扰许多药物的正常代谢，易引起不良反应。

宜：柚子适宜消化不良者、慢性支气管炎、咳嗽、痰多气喘者及饮酒过量后食用，酒后鲜食柚子，可使唇齿留香。

忌：柚子有滑肠之效，故气虚体弱之人，腹部寒冷、常患腹泻者宜少食。

❂ 搭配宜忌

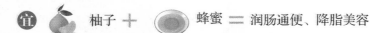

宜　柚子 ＋ 蜂蜜 ＝ 润肠通便、降脂美容

宜　柚子 ＋ 鸡肉 ＝ 补肺、下气、消痰止咳

忌　柚子 ＋ 药物 ＝ 头昏、心悸、心律失常

忌　柚子 ＋ 螃蟹 ＝ 刺激肠道

橘柚汁

●**原料** 柚子100克，橘子90克，矿泉水适量

●**做法**

①将洗净的橘子剥取果肉，去除果肉上的白络；洗净的柚子剥取果肉，备用。

②取来备好的榨汁机，选择搅拌刀座组合，倒入备好的果肉，注入适量矿泉水，盖好盖。通电后选择"榨汁"功能，搅拌一会儿，榨取果汁。

③倒出榨好的汁水，装入碗中即成。

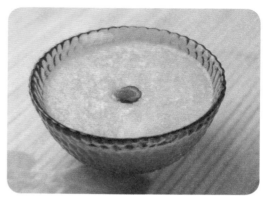

柚皮茶

●**原料** 柚子皮60克

●**做法**

①把洗净的柚子皮切块，去除白瓤，改切成丝，备用。

②砂锅中注入适量清水烧开。放入切好的柚子皮，搅匀。盖上盖，用小火煮15分钟，至茶水呈微黄色。揭开盖，略微搅动片刻。

③把柚皮茶盛出，装入碗中即可。

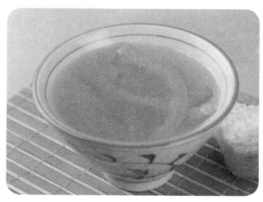

蜜柚苹果猕猴桃沙拉

●**原料** 柚子肉120克，猕猴桃100克，苹果100克，巴旦木仁35克，枸杞15克

●**调料** 沙拉酱10克

●**做法**

①洗净的猕猴桃切成小块；洗好的苹果去核，切成小块；将柚子肉分成小块。

②把处理好的果肉装入碗中。放入沙拉酱、巴旦木仁、枸杞。拌匀，将拌好的水果沙拉盛出，装入盘中即可。

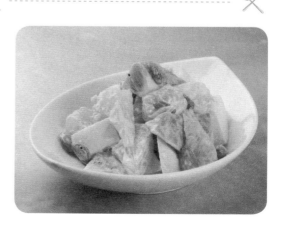

火龙果

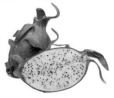

别 名	性味归经	推荐用量	热 量	蛋白质	脂 肪	胆固醇
青龙果、红龙果	性凉，味甘；归胃、大肠经。	每日60克	213千焦/100克	1.1克/100克	0.2克/100克	—

⊛ 降脂关键

◎纤维素、花青素。火龙果是一种低脂肪、低热量、高纤维的水果，其含的花青素是一种效用明显的抗氧化剂，能够增强血管弹性，保护动脉血管内壁，防治动脉硬化。

⊛ 选购保存

以外观光滑亮丽、果身饱满、颜色呈鲜紫红的火龙果为佳。热带水果不宜放入冰箱中保存，建议现买现吃或放在阴凉通风处储存。

⊛ 食用注意

火龙果的果茎及果皮可配搭海鲜及肉类清炒，味爽可口，是夏日下饭的佳肴。火龙果花泡水煮沸，加冰糖，冷冻后饮，口感更香更醇，胜过菊花茶。

宜：一般人都可食用火龙果。

忌：火龙果因其含糖量较高，故糖尿病人应少食；气郁体质，痰湿体质，瘀血体质的人群也应少食。

⊛ 搭配宜忌

宜 火龙果 ＋ 虾 ＝ 消热祛燥、增进食欲

忌 火龙果 ＋ 鲜贝 ＝ 产生有毒物质

忌 火龙果 ＋ 巧克力 ＝ 影响钙的吸收

忌 火龙果 ＋ 山楂 ＋ 黄瓜 ＝ 产生不良反应

火龙果牛奶汁

●原料　火龙果1个，牛奶100毫升

●做法

①将洗净的火龙果去皮，切成小块。

②取来备好的榨汁机，选择搅拌刀座组合，倒入切好的火龙果果肉，注入适量牛奶，盖好盖。通电后选择"榨汁"功能，搅拌一会儿，榨取果奶汁。

③倒出榨好的果奶汁，装入杯中即成。

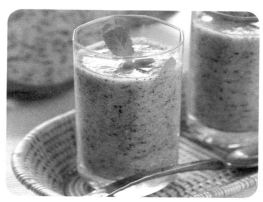

火龙果沙拉

●原料　苹果半个，猕猴桃1个，红提10颗，火龙果半个

●做法

①红提洗净，在淡盐水中泡10分钟，捞起沥干水分，切成两半。

②苹果洗净，去核，切成块；猕猴桃、火龙果均去皮，切成块。

③把水果块放入盘子里，混合均匀，放入冰箱冷藏10分钟即可食用。也可加入少量沙拉酱拌食。

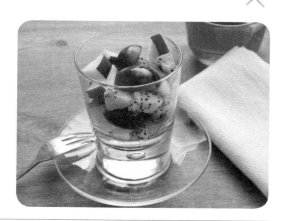

火龙果蜂蜜汁

●原料　火龙果1个，矿泉水适量

●调料　蜂蜜适量

●做法

①将洗净的火龙果去皮，切成小块。

②取来备好的榨汁机，选择搅拌刀座组合，倒入切好的火龙果果肉，注入适量矿泉水，盖好盖。通电后选择"榨汁"功能，搅拌一会儿，榨取果奶汁。

③倒出榨好的汁水，放入蜂蜜，搅匀后，装入杯中即成。

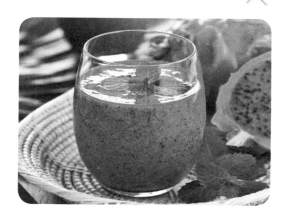

西瓜

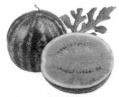

别 名	性味归经	推荐用量	热 量	蛋白质	脂 肪	胆固醇
寒瓜、夏瓜	性寒，味甘；归心、胃、膀胱经。	每天150~200克为宜	105千焦/100克	0.6克/100克	0.1克/100克	—

❋ 降脂关键

◎钾。西瓜营养丰富，但不含胆固醇和脂肪，所以不会影响到血脂的升高；西瓜富含钾以及多种可降脂降压的成分，能有效平衡血脂。

❋ 选购保存

瓜皮表面光滑、花纹清晰，用手指弹瓜可听到"嘭嘭"声的是熟瓜。未切开时刻低温保存5天左右，切开后用保鲜膜裹住，放入冰箱，可低温保存3天左右。

❋ 食用注意

西瓜所含的糖和盐能利尿并消除肾脏炎症，所含的蛋白酶能把不溶性蛋白质转化为可溶性蛋白质，并增加肾炎病人的营养。

宜：西瓜适宜慢性肾炎、高血压、黄疸肝炎、胆囊炎、膀胱炎、水肿、发热烦渴或急性病高热不退、口干多汗、口疮等症患者食用。

忌：脾胃虚寒、寒积腹痛、小便频数、慢性肠炎、胃炎、胃及十二指肠溃疡等属于虚冷体质的人以及糖尿病患者则要少吃或不吃。

❋ 搭配宜忌

宜 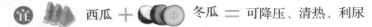 西瓜 ＋ 冬瓜 ＝ 可降压、清热、利尿

宜 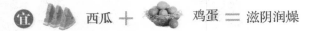 西瓜 ＋ 鸡蛋 ＝ 滋阴润燥

忌 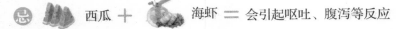 西瓜 ＋ 海虾 ＝ 会引起呕吐、腹泻等反应

西瓜柠檬汁

●原料　西瓜500克，柠檬2片，矿泉水适量

●做法

①西瓜洗净切开，切成小块，取果肉去籽备用；柠檬片去皮。

②取榨汁机，选择搅拌刀座组合，把西瓜、柠檬放入榨汁机的搅拌杯中。加少许矿泉水。选择"榨汁"功能，榨取果汁。

③取下搅拌杯，把果汁倒入杯中即可。

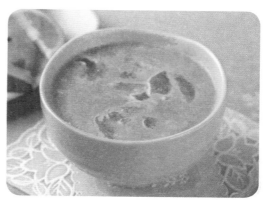

西瓜猕猴桃汁

●原料　西瓜300克，猕猴桃100克

●做法

①洗净的猕猴桃去皮，对半切开，去芯，切成小块；洗净去皮的西瓜切成小块，备用。

②取榨汁机，选择搅拌刀座组合，倒入猕猴桃块、西瓜块。盖上盖，选择"搅拌"功能，榨取果汁。

③把榨好的果汁倒入杯中即可。

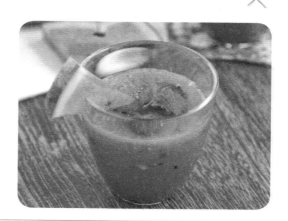

西瓜西红柿汁

●原料　西红柿120克，西瓜300克，矿泉水适量

●做法

①洗好的西红柿去蒂，对半切开，切成小块，备用。

②取榨汁器，选择搅拌刀座组合，倒入西红柿。加入切好的西瓜。倒入少许矿泉水。盖上盖，选择"搅拌"功能，榨取蔬果汁。

③把榨好的蔬果汁倒入杯中即可。

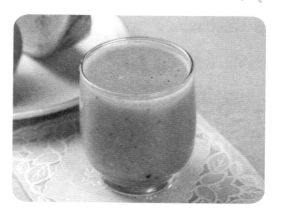

红枣

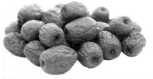

别 名	性味归经	推荐用量	热 量	蛋白质	脂 肪	胆固醇
大枣、大红枣、姜枣	性温、味甘；归心、脾、肝经。	每日3~5个为宜	510千焦/100克	1.1克/100克	0.3克/100克	—

❀ 降脂关键

◎黄酮类物质、芦丁。红枣中的黄酮类物质和芦丁含量较高，黄酮可保护血管，降低胆固醇，芦丁可使血管软化，所以红枣也是高血脂患者的保健食品。

❀ 选购保存

以光滑、油润、肉厚、味甜、无霉蛀者为佳；保存宜用木箱或麻袋装，置于干燥处，防蛀、防霉、防鼠咬。

❀ 食用注意

干红枣大小各异，虽然在营养和食疗功效上差别不大，但从口味上建议泡水泡茶时选用大个的红枣，特别是新疆产的红枣，口感很甜，最好将其撕成几半再用；熬粥、泡酒等则可随意选择。

宜：红枣适宜中老年人、女性朋友以及高血压、慢性肝病、心血管疾病、过敏性紫癜、支气管哮喘、过敏性血管炎、气血不足、营养不良、心慌失眠、贫血头晕、肿瘤、化疗而致骨髓抑制不良反应者食用。

忌：湿热内盛、糖尿病以及痰湿偏盛、腹部胀满等患者慎食。

❀ 搭配宜忌

宜 红枣 ＋ 黑木耳 ＝ 既补血又降血脂

宜 红枣 ＋ 人参 ＝ 气血双补

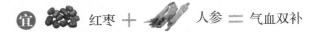

忌 红枣 ＋ 黄瓜 ＝ 破坏维生素C

忌 红枣 ＋ 虾米 ＝ 引起身体不适

红枣酿苦瓜

●原料　苦瓜120克，红枣40克，香茅叶少许

●做法

①苦瓜洗净切成段，去瓤、籽。入沸水中焯煮1分钟，捞出，沥干水分。

②红枣入锅蒸熟，去核取枣肉，切成泥。

③将枣泥放入处理好的苦瓜段中，再放上洗净的香茅叶，放入蒸锅中，用大火蒸3分钟，至食材熟透即可。

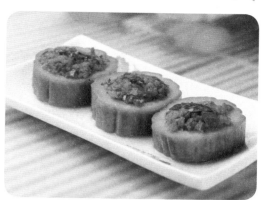

山楂红枣茶

●原料　新鲜山楂90克，红枣30克

●做法

①洗净的红枣切开，去核，留果肉备用；洗好的山楂切开，去核，切成小块备用。

②砂锅中注水烧开，倒入切好的山楂块、红枣，盖上盖子，用大火煮2分钟，至其析出有效成分，揭开盖，搅拌片刻。

③将煮好的茶水滤入杯中即可。

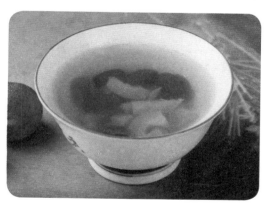

枸杞红枣芹菜汤

●原料　芹菜100克，红枣20克，枸杞10克

●调料　盐2克，食用油适量

●做法

①芹菜洗净切成粒，装入盘中，备用。

②锅中注入适量清水烧开，放入洗净的红枣、枸杞，煮沸后用小火煮约15分钟，至食材析出营养物质。

③加少许盐、食用油搅拌，再放入芹菜粒，煮至食材熟透、入味即成。

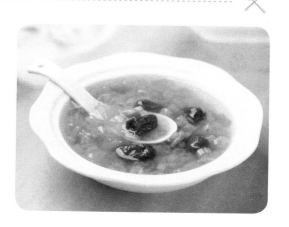

苦瓜

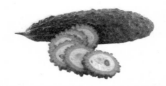

别　名	性味归经	推荐用量	热　量	蛋白质	脂　肪	胆固醇
凉瓜、癞瓜	性寒、味苦；归心、肝、脾、胃经	每次80克左右	80千焦/100克	1克/100克	0.1克/100克	-

◎ 降脂关键

◎维生素C。苦瓜中维生素C的含量在瓜类中首屈一指，可减少低密度脂蛋白及甘油三酯含量，增加高密度脂蛋白含量。

◎ 选购保存

苦瓜身上一粒一粒的果瘤，是判断苦瓜好坏的特征。颗粒越大越饱满，表示瓜肉也越厚。苦瓜不耐保存，即使在冰箱中存放也不宜超过2天。

◎ 食用注意

苦瓜的苦味较重，在烹调前可将切好的苦瓜放入开水中焯一下，或者放在没有油的热锅中干煸一会，或者用盐腌一下，都可以减轻它的苦味；焯水还可以去除苦瓜中所含的草酸，有利于钙的吸收。苦瓜适宜煸炒、凉拌等烹饪方法，苦瓜质地较嫩，不宜炒制过久，以免影响口感。

宜： 苦瓜适宜糖尿病、高血压、高血脂、癌症、痱子患者食用。

忌： 由于苦瓜性寒，因此脾胃虚寒者忌食；苦瓜含有奎宁，会刺激子宫收缩，引起流产，孕妇忌食。

◎ 搭配宜忌

宜　苦瓜 ＋ 猪肝 ＝ 清热解毒、补肝明目

宜　苦瓜 ＋ 鸡蛋 ＝ 对骨骼、牙齿的健康有帮助

忌　苦瓜 ＋ 豆腐 ＝ 容易引起结石

忌　苦瓜 ＋ 牛奶 ＝ 不利于营养的吸收

苦瓜瘦肉燕麦粥

●**原料**　瘦肉30克，苦瓜30克，燕麦片30克，大米100克，葱花2克，姜末5克

●**调料**　盐2克，料酒3克

●**做法**

①苦瓜洗净，去瓤，切片；瘦肉洗净，切片；大米淘净，泡半小时。

②将大米入锅煮沸，放入瘦肉片、苦瓜片、燕麦片、姜末，转中火熬煮至米粒软散。

③改小火，待粥熬至浓稠，加盐调味，撒入葱花即可。

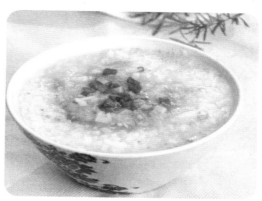

苦瓜芹菜黄瓜汁

●**原料**　苦瓜150克，黄瓜120克，芹菜60克，矿泉水适量

●**调料**　蜂蜜15毫升

●**做法**

①洗好的黄瓜、苦瓜均切成丁；洗好的芹菜切成段；分别焯水，沥干备用。

②取榨汁机，倒入黄瓜丁、苦瓜丁、芹菜段，注入适量矿泉水，选择"榨汁"功能，榨取蔬菜汁，加入适量蜂蜜，再次选择"榨汁"功能，搅拌匀即可。

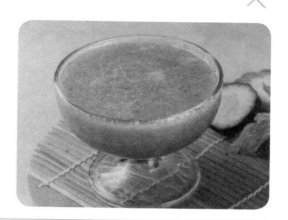

白果炒苦瓜

●**原料**　苦瓜130克，白果50克，彩椒40克，蒜末、葱段各少许

●**调料**　盐3克，水淀粉、食用油各适量

●**做法**

①将洗净的彩椒、苦瓜均切成小块，入沸水中焯至断生，捞出，沥干备用。

②用油起锅，放蒜末、葱段，爆香，倒入焯过水的食材和白果，快速翻炒片刻。加入适量盐，倒入适量水淀粉，翻炒至食材熟透、入味即成。

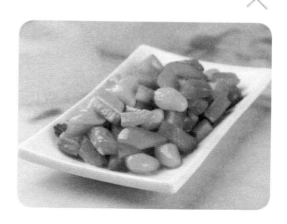

茄 子

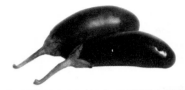

别 名	性味归经	推荐用量	热 量	蛋白质	脂 肪	胆固醇
茄瓜、白茄、紫茄	性凉，味甘；归脾、胃、大肠经	每次60~100克为宜	88千焦/100克	1.1克/100克	0.2克/100克	－

❁ 降脂关键

◎维生素P。茄子富含维生素P，同时也能降低血液中胆固醇含量，软化微细血管，预防动脉硬化，保护心脏。

❁ 选购保存

茄子以个型均匀周正，老嫩适度，无裂口、腐烂、锈皮、斑点，皮薄、子少、肉厚、细嫩的为佳。茄子的表皮覆盖着一层蜡质，具有保护茄子的作用，一旦蜡质层被冲刷掉，就容易受微生物侵害而腐烂变质。

❁ 食用注意

秋后的老茄子含有较多茄碱，不宜多吃。油炸的茄子会大量流失其含有的维生素P，可挂糊上浆后再炸，能减少营养损失。手术前不宜吃茄子，因为会延缓麻醉药的作用。

宜： 茄子适宜发热、咯血、便秘、高血压、动脉硬化、坏血病、眼底出血、皮肤紫斑症等容易内出血的人食用。

忌： 由于其性凉，因此虚寒腹泻、皮肤疮疡、目疾患者以及孕妇忌食。

❁ 搭配宜忌

宜 茄子 ＋ 猪肉 ＝ 维持血压

宜 茄子 ＋ 牛肉 ＝ 强身健体

忌 茄子 ＋ 蟹 ＝ 郁积腹中、伤寒肠胃

酱焖茄子

●**原料**　茄子180克，红椒15克，黄豆酱40克，姜末、蒜末、葱花各少许

●**调料**　盐2克，鸡粉2克，白糖4克，蚝油15克，水淀粉5毫升，食用油少许

●**做法**

①茄子切条，过油炸至金黄色，沥干。

②热油爆香姜、蒜、红椒末，倒入黄豆酱、清水和茄子翻炒均匀。

③放入适量蚝油、鸡粉、盐、白糖炒匀调味，淋水淀粉勾芡，炒匀即可盛出。

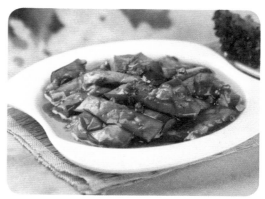

土豆泥拌茄子

●**原料**　茄子100克，熟土豆80克，肉末90克，蒜末、葱花各少许

●**调料**　盐2克，鸡粉2克，料酒、生抽、香油、食用油各适量

●**做法**

①茄子洗净，去皮切条，入锅蒸熟。

②熟土豆压成泥状，入油锅，放蒜末、肉末，加料酒、生抽、少许清水、盐、鸡粉炒匀，盛出。放入茄子，加生抽、香油拌炒匀，撒上葱花即可。

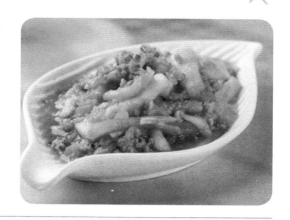

彩椒炒茄子

●**原料**　茄子200克，彩椒30克，胡萝卜30克，葱花少许

●**调料**　盐4克，鸡粉2克，生抽、香油、食用油各适量

●**做法**

①茄子、胡萝卜洗净切丁；彩椒切块。

②起油锅，放入茄丁翻炒至软，加入彩椒块、胡萝卜丁、盐、鸡粉、生抽、香油炒匀。

③待食材熟透后，撒上葱花，即可装盘食用。

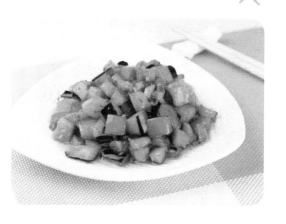

冬瓜

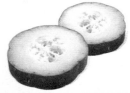

别　名	性味归经	推荐用量	热　量	蛋白质	脂　肪	胆固醇
白瓜、白冬瓜、枕瓜	性凉，味甘；归肺、膀胱经	每次50克为宜	46千焦/100克	0.4克/100克	0.2克/100克	–

降脂关键

◎丙醇二酸。冬瓜中含有的丙醇二酸，能抑制糖类转化为脂肪，防止人体内的脂肪堆积，具有减肥、降脂的功效。

选购保存

挑选时用手指掐一下，皮较硬，肉质密，种子成熟变成黄褐色的冬瓜口感较好。买回来的冬瓜如果吃不完，可用一块比较大的保鲜膜贴在冬瓜的切面上，用手抹紧贴满，可存放3～5天。

食用注意

冬瓜是一种解热利尿的日常食物，连皮一起煮汤，效果更明显。值得注意的是，在服用滋补药品时还应忌食冬瓜。

宜：冬瓜适宜心烦气躁、热病口干烦渴、小便不利者以及糖尿病、高血压、高脂血症患者食用。

忌：冬瓜性凉，脾胃虚弱、肾脏虚寒、久病滑泄、阳虚肢冷者不宜食用。

搭配宜忌

宜　冬瓜 ＋ 海带 ＝ 降低血压

宜　冬瓜 ＋ 芦笋 ＝ 降低血脂

宜　冬瓜 ＋ 红豆 ＝ 利水除湿

忌　冬瓜 ＋ 醋 ＝ 身体脱水

西红柿炒冬瓜

●**原料** 西红柿100克，冬瓜260克，蒜末、葱花各少许

●**调料** 盐2克，鸡粉2克，食用油适量

●**做法**

①洗净去皮的冬瓜切成片，洗好的西红柿切成小块，分别焯水，捞出沥干。

②用油起锅，放入蒜末，翻炒出香味，倒入西红柿块、冬瓜片炒匀，加入适量盐、鸡粉调味，倒入少许水淀粉，快速翻炒均匀，最后撒上葱花即可。

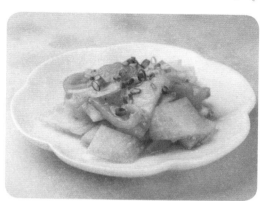

淡菜海带冬瓜汤

●**原料** 冬瓜300克，海带200克，水发淡菜150克，姜丝、葱花各少许

●**调料** 盐、鸡粉各2克

●**做法**

①将洗净去皮的冬瓜切成片，洗好的海带切小块。

②砂锅中加水烧开，倒入洗净的淡菜，撒上姜丝煮沸，转小火煮至淡菜变软。

③倒入冬瓜片、海带块，小火续煮约20分钟，加盐、鸡粉调味，撒上葱花即成。

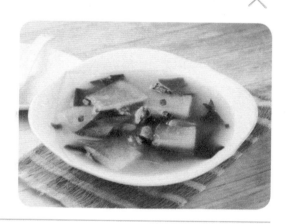

冬瓜银耳莲子汤

●**原料** 冬瓜300克，水发银耳100克，水发莲子90克

●**调料** 冰糖30克

●**做法**

①冬瓜洗净去皮，切丁；洗好的银耳切小块；砂锅中加水烧开，倒入洗净的莲子，放入银耳，小火煮至食材熟软。

②倒入冬瓜丁，用小火再煮15分钟至冬瓜熟软，放入冰糖，用小火续煮5分钟至冰糖溶化即可。

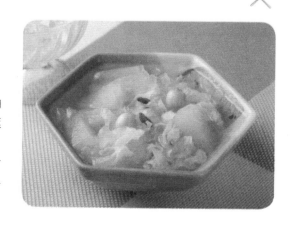

芹 菜

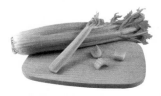

别 名	性味归经	推荐用量	热 量	蛋白质	脂 肪	胆固醇
蒲芹、香芹	性凉，味甘、辛；归肺、胃、经	每日100克左右为宜	59千焦/100克	0.8克/100克	0.1克/100克	—

◎ 降脂关键

◎挥发油、甘露醇。芹菜中含有丰富的挥发油、甘露醇等，能促进肠道胆固醇的排泄，减少人体对脂肪的吸收，从而降低血脂。

◎ 选购保存

要选色泽鲜绿、叶柄厚、茎部稍呈圆形、内侧微向内凹的芹菜。贮存用保鲜膜将茎叶包严，根部朝下，竖直放入水中，水没过芹菜根部5厘米，可保持芹菜一周内不老不蔫。

◎ 食用注意

芹菜可炒、可拌、可熬、可煲，还可做成饮品。芹菜叶中所含的胡萝卜素和维生素C比茎中的含量多，因此吃时不要把能吃的嫩叶扔掉。

宜：芹菜适宜高血压患者、动脉硬化患者、缺铁性贫血者及经期妇女食用。

忌：芹菜性凉，故脾胃虚寒者、肠滑不固者、血压偏低者应少吃或不吃；芹菜还具有降血压的作用，所以血压偏低者应慎食。

◎ 搭配宜忌

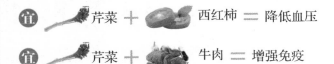

宜 芹菜 ＋ 西红柿 ＝ 降低血压

宜 芹菜 ＋ 牛肉 ＝ 增强免疫

宜 芹菜 ＋ 黄豆 ＝ 清热降脂

忌 芹菜 ＋ 南瓜 ＝ 引起腹胀、腹泻

鸡肉芹菜芝麻粥

●**原料** 大米、芹菜、鸡脯肉、黑芝麻、鸡蛋清、葱花、姜末各适量

●**调料** 料酒、淀粉、盐、香油各适量

●**做法**

①芹菜切粒；鸡脯肉切丝，用料酒、鸡蛋清腌制；大米淘净；黑芝麻炒香。

②锅中注水，下入大米，大火烧沸，下入鸡肉、姜末，转中火熬至米粒开花。

③文火熬煮成粥，下芹菜拌匀，加盐调味，淋入香油，撒上黑芝麻、葱花即可。

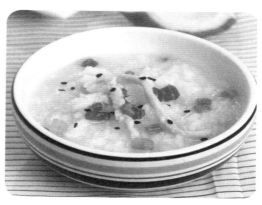

芹菜拌豆腐干

●**原料** 芹菜90克，豆腐干100克，红椒1个

●**调料** 盐、鸡粉、生抽、食用油各适量

●**做法**

①将洗净的芹菜切段，洗净的豆腐干切条，红椒洗净切丝。

②起油锅，放入豆腐干条翻炒，再倒入芹菜段、红椒丝炒匀，加适量鸡粉、盐、生抽继续翻炒至食材熟透。

③装盘即可食用。

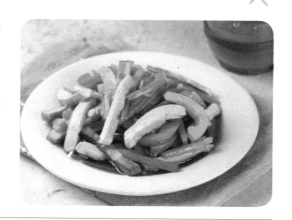

慈姑炒芹菜

●**原料** 芹菜150克，慈姑100克，红椒块少许

●**调料** 盐2克，鸡粉2克，蒜末、食用油各适量

●**做法**

①芹菜洗净切段；慈姑去皮洗净切成片；红椒块洗净。

②锅内放油烧热，放蒜末炒香，放芹菜段、慈姑片、红椒块翻炒片刻，加盐、鸡粉调味炒匀即可。

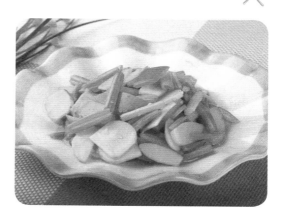

油菜

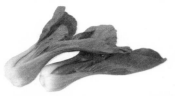

别　名	性味归经	推荐用量	热　量	蛋白质	脂　肪	胆固醇
芸苔、上海青、油白菜	性温，味辛；归肝、肺、脾经	每次80克为宜	96千焦/100克	1.8克/100克	0.5克/100克	－

❊ 降脂关键

◎膳食纤维。油菜为低脂肪蔬菜，而且其含有膳食纤维，能与胆酸盐和食物中的胆固醇及甘油三酯结合，并促使其从粪便中排出，从而减少脂类的吸收。

❊ 选购保存

挑选叶色较青、新鲜、无虫害的油菜为宜。冬天可用无毒塑料袋保存，如果温度在0℃以上，可在菜叶上套上塑料袋，不用扎口，根朝下戳在地上即可。

❊ 食用注意

烹调油菜时最好现做现切，炒的时候用旺火，这样可保持油菜的鲜脆，而且可使其营养成分不被破坏。烹饪时可将油菜梗剖开，以便更入味。忌吃隔夜的熟油菜，因为其含有亚硝酸盐，易引发癌症。

宜：油菜适宜口腔溃疡者，口角湿白者，齿龈出血、牙齿松动者，瘀血腹痛者，癌症患者食用。

忌：孕早期妇女，小儿麻疹后期、患有疥疮和狐臭的人不宜食用。

❊ 搭配宜忌

宜　油菜 ＋ 黑木耳 ＝ 平衡营养

宜　油菜 ＋ 豆腐 ＝ 清肺止咳

忌　油菜 ＋ 黄瓜 ＝ 破坏维生素C

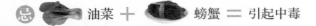

忌　油菜 ＋ 螃蟹 ＝ 引起中毒

油菜炒鸡片

●**原料**　鸡胸肉130克，油菜150克，红椒块30克，姜片、蒜末、葱段各少许

●**调料**　盐3克，鸡粉少许，料酒3毫升，水淀粉、食用油各适量

●**做法**

①油菜洗净对半切开；鸡胸肉洗净切成片，加盐、鸡粉、水淀粉腌渍后汆水备用。

②用油起锅，放姜片、蒜末、葱段爆香，放红椒块、鸡肉片、油菜翻炒，加料酒、鸡粉、盐调味炒匀即可。

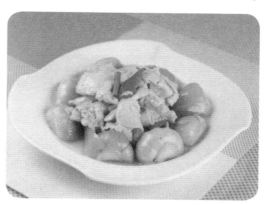

木耳炒油菜

●**原料**　油菜150克，水发木耳100克，葱段、姜片各少许

●**调料**　盐3克，鸡精、食用油各适量

●**做法**

①洗净的木耳切小朵，焯水至熟后捞出备用；洗好的油菜对半切开，去叶留梗。

②锅内放油烧热，放葱段、姜片炒香，倒入油菜翻炒，加盐、鸡精炒匀调味，再倒入木耳翻炒至熟即可。

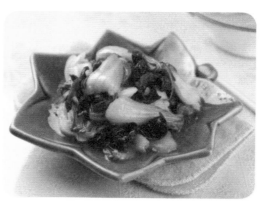

油菜鱼肉粥

●**原料**　鲜鲈鱼50克，油菜50克，水发大米95克

●**调料**　盐2克，水淀粉2少许

●**做法**

①油菜洗净切粒；鲈鱼处理干净，切片，放盐、水淀粉抓匀腌渍。

②锅中注水烧开，倒入大米，用小火煮30分钟至大米熟烂。

③倒入鱼片搅匀，再放油菜粒，加适量盐调味即可。

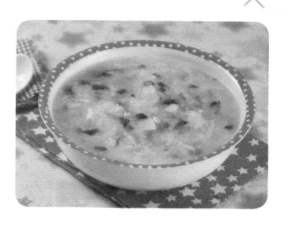

西红柿

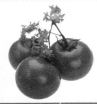

别 名	性味归经	推荐用量	热 量	蛋白质	脂 肪	胆固醇
番茄、番李子、洋柿子	性凉，味甘、酸；归肺、肝、胃经	每日100克左右为宜	54千焦/100克	0.6克/100克	0.1克/100克	—

⊛ 降脂关键

◎番茄红素。西红柿中的番茄红素是一种脂溶性生物类黄酮，具有类似胡萝卜素的强力抗氧化作用，可清除自由基，防止低密度脂蛋白氧化，还能降低血浆胆固醇浓度。

⊛ 选购保存

选购西红柿以个大、饱满、色红成熟、紧实者为佳，常温下置通风处能保存3天左右，放入冰箱冷藏可保存5~7天。

⊛ 食用注意

不能吃未成熟的西红柿，因为青色的西红柿含有大量的有毒番茄碱，食用后会出现恶心、呕吐、全身乏力等中毒症状，对身体有害。

宜：西红柿适宜热性病发热、口渴、食欲不振、习惯性牙龈出血、贫血、头晕、心悸、高血压、急慢性肝炎、急慢性肾炎、夜盲症和近视眼者食用。

忌：急性肠炎、菌痢者及溃疡活动期病人慎食。

⊛ 搭配宜忌

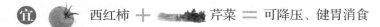

（宜）西红柿 ＋ 芹菜 ＝ 可降压、健胃消食

（宜）西红柿 ＋ 鸡蛋 ＝ 抗衰防老

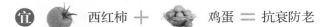

（忌）西红柿 ＋ 红薯 ＝ 会引起呕吐、腹痛腹泻

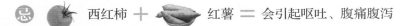

（忌）西红柿 ＋ 南瓜 ＝ 降低营养

西红柿炒洋葱

●**原料**　西红柿100克，洋葱40克，蒜末、葱段各少许

●**调料**　盐2克，鸡粉、水淀粉、食用油各适量

●**做法**

①将洗净的西红柿切成小块，去皮洗净的洋葱切成小片。

②用油起锅，放蒜末爆香，放洋葱片、西红柿块翻炒，加盐、鸡粉调味，用水淀粉勾芡，撒上葱段即成。

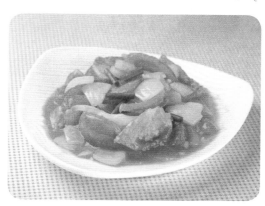

西红柿炒包菜

●**原料**　西红柿120克，包菜200克，青椒60克，蒜末、葱段各少许

●**调料**　番茄酱10克，盐4克，鸡粉2克，白糖2克，水淀粉、食用油各适量

●**做法**

①青椒洗净切块，西红柿洗净切瓣，洗好的包菜切成小块备用。

②用油起锅，放蒜末、葱段爆香，放入西红柿瓣、青椒块、包菜翻炒，加番茄酱、盐、鸡粉、白糖调味，用水淀粉勾芡即可。

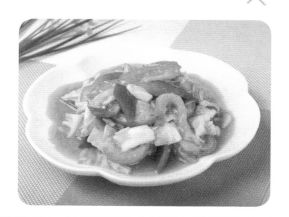

西红柿芹菜莴笋汁

●**原料**　西红柿100克，莴笋150克，芹菜70克，矿泉水适量

●**调料**　蜂蜜15克

●**做法**

①芹菜洗净切段，洗净去皮的莴笋切丁，分别焯水备用；西红柿洗净切丁。

②取榨汁机，将备好的食材倒入搅拌杯中，加入适量矿泉水，榨取果蔬菜汁。

③倒入适量蜂蜜，启动机器再次选择"榨汁"功能，搅拌均匀即可。

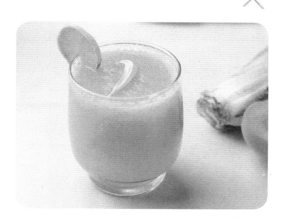

黄瓜

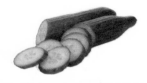

别　名	性味归经	推荐用量	热　量	蛋白质	脂　肪	胆固醇
胡瓜、青瓜	性凉，味甘；归肺、胃、大肠经	每次100克左右	63千焦/100克	0.8克/100克	0.2克/100克	—

◎ 降脂关键

◎维生素P。黄瓜中的维生素P有保护心血管的作用，而且黄瓜的热量很低，对于高血压、高血脂以及合并肥胖症的糖尿病患者，是一种理想的食疗蔬菜。

◎ 选购保存

选购黄瓜，以色泽亮丽、外表有刺状凸起，而且黄瓜头上顶着新鲜黄花的为佳。保存黄瓜时要先将它表面的水分擦干，再放入密封保鲜袋中，封好袋口后冷藏即可。

◎ 食用注意

黄瓜是糖尿病患者首选的食品之一，可拌、炝、炒、炸、腌渍；黄瓜不宜炒制过久，以免影响口感。黄瓜尾部含有较多的苦味素，苦味素有抗癌作用，所以不宜把黄瓜尾部全部丢掉。

宜：黄瓜适宜热病患者，肥胖、高血压、高血脂、水肿、癌症、嗜酒者及糖尿病患者食用。

忌：脾胃虚弱、胃寒、腹痛腹泻、肺寒咳嗽者不宜食用。

◎ 搭配宜忌

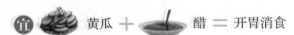

宜 黄瓜 ＋ 醋 ＝ 开胃消食

宜 黄瓜 ＋ 大蒜 ＝ 排毒瘦身

忌 黄瓜 ＋ 西红柿 ＝ 会破坏维生素C

忌 黄瓜 ＋ 香菜 ＝ 降低营养价值

黄瓜拌绿豆芽

●**原料**　黄瓜200克，绿豆芽80克，红椒丝15克，蒜末、葱花各少许

●**调料**　盐2克，鸡粉2克，陈醋4毫升，香油、食用油各适量

●**做法**

①将洗净的黄瓜切丝；绿豆芽洗净，与红椒丝一起入沸水中焯至熟，捞出沥干，装碗备用。

②往碗中加盐、鸡粉、蒜末、葱花、陈醋、少许香油搅拌均匀即成。

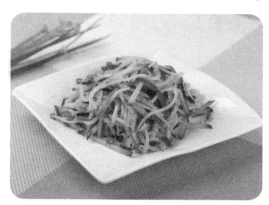

黄瓜拌豆皮

●**原料**　黄瓜120克，豆皮150克，红椒1个，蒜蓉10克

●**调料**　盐、鸡粉、生抽、陈醋、香油各少许

●**做法**

①黄瓜洗净切丝，豆皮切丝，红椒洗净切细丝。

②将黄瓜丝、豆皮丝、红椒丝放入碗中，加盐、鸡粉、生抽、陈醋、少许香油拌匀即可。

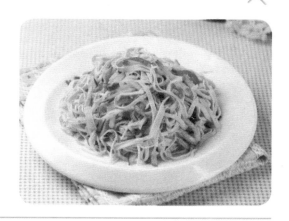

黄瓜芹菜汁

●**原料**　黄瓜100克，芹菜60克，矿泉水适量

●**调料**　蜂蜜10毫升

●**做法**

①洗净的芹菜切粒；洗好的黄瓜切成丁，备用。

②取榨汁机，选择搅拌刀座组合，倒入黄瓜、芹菜。加入适量矿泉水，选择"榨汁"功能，榨取蔬菜汁。

③加入适量蜂蜜，再次选择"榨汁"功能，搅拌均匀即可。

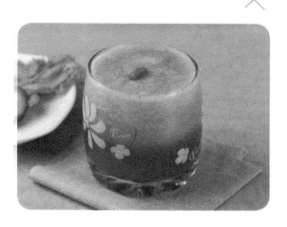

花菜

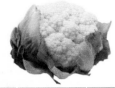

别 名	性味归经	推荐用量	热 量	蛋白质	脂 肪	胆固醇
花椰菜、椰花菜	性平，味甘；归肾、脾、胃经	每餐70克	100千焦/100克	2.1克/100克	0.2克/100克	—

降脂关键

◎类黄酮。花菜中含有的类黄酮可以清除血管上沉积的胆固醇，防止血小板凝集，有效降低血液中胆固醇的含量。

选购保存

花菜以颜色亮丽、不枯黄、无黑斑为佳；而乳白色的花菜比纯白色的口感更好。低温及缺氧能降低花菜的呼吸强度，因此，可用纸张或保鲜膜包住花菜，放入冰箱的冷藏室内保存，可保鲜1周。

食用注意

花菜花朵缝隙多，容易生虫，且常易残留农药，食用之前，可将花菜放在盐水里浸泡几分钟，以便清理菜虫和花朵中残留的农药。

宜： 花菜适宜中老年人、小孩和脾胃虚弱、消化功能不强者，便秘、火气大者，久病体虚、肢体萎软、耳鸣健忘者食用。

忌： 痛风性尿路结石者慎食。

搭配宜忌

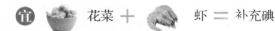

宜　花菜　＋　虾　＝　补充碘

宜　花菜　＋　香菇　＝　降低血脂

忌　花菜　＋　猪肝　＝　降低人体对铁、锌的吸收

忌　花菜　＋　豆浆　＝　降低营养价值

花菜炒鸡片

●**原料**　花菜200克，鸡胸肉180克，红椒块40克，姜片、蒜末各少许

●**调料**　盐4克，鸡粉3克，料酒、食用油各适量

●**做法**

①花菜洗净切块；鸡胸肉洗净切片，加盐、鸡粉、水淀粉腌渍，汆水沥干，入油锅滑油备用。

②用油起锅，放姜片、蒜末爆香，放入所有食材，加料酒、盐、鸡粉调味炒匀即可。

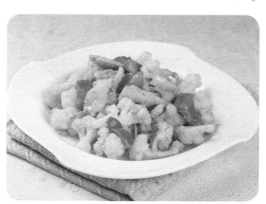

茄汁烧花菜

●**原料**　花菜250克，圣女果25克，蒜末、葱花各少许

●**调料**　盐3克，白糖6克，番茄酱20克，水淀粉、食用油各适量

●**做法**

①花菜洗净切小朵，焯熟备用；圣女果洗净切小块。

②用油起锅，放蒜末爆香，加白糖、盐、番茄酱翻炒均匀，用水淀粉勾芡，放入焯好的花菜翻炒均匀，撒上葱花即成。

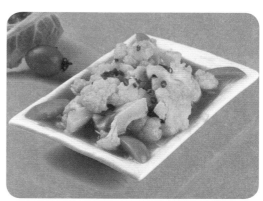

彩椒木耳烧花菜

●**原料**　花菜130克，彩椒块70克，水发木耳40克，姜片少许

●**调料**　盐、鸡粉、料酒、食用油各适量

●**做法**

①木耳洗净切块；洗好的花菜切小朵，分别入沸水中焯至断生，捞出备用。

②用油起锅，放姜片爆香，倒入焯过水的食材，淋入少许料酒，炒匀提味。加入适量鸡粉、盐炒匀调味。用水淀粉勾芡，炒至食材熟透即成。

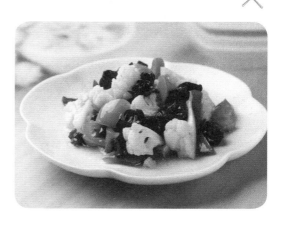

洋 葱

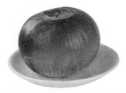

别 名	性味归经	推荐用量	热 量	蛋白质	脂 肪	胆固醇
玉葱、葱头、洋葱头	性温，味甘、微辛；归肝、脾、胃经	每日50克左右	163千焦/100克	1.1克/100克	0.2克/100克	–

◎ 降脂关键

◎前列腺素A。洋葱是极少数含有前列腺素A的蔬菜，能够扩张血管，降低血液黏稠度和血脂，减少外周血管和心脏冠状动脉的阻力，预防血栓。

◎ 选购保存

要挑选球体完整、没有裂开或损伤、表皮完整光滑的。保存应将洋葱放入网袋中，然后悬挂在室内阴凉通风处，或者放在有透气孔的专用陶瓷罐中。

◎ 食用注意

洋葱不可过量食用，因为它易产生挥发性气体，过量食用会产生胀气，排气过多，给人造成不快。此外，在烹调洋葱时也不宜烧得过老，以免破坏其中的营养物质。

宜： 洋葱适宜高血压、高血脂、动脉硬化、糖尿病、癌症、急慢性肠炎、痢疾等病症患者以及消化不良、饮食减少和胃酸不足者食用。

忌： 皮肤瘙痒性疾病、眼疾以及胃病、肺胃发炎者、热病患者不宜食用。

◎ 搭配宜忌

宜　洋葱 ＋ 红酒 ＝ 降压降糖

宜　洋葱 ＋ 鸡肉 ＝ 延缓衰老

忌　洋葱 ＋ 蜂蜜 ＝ 会伤害眼睛

忌　洋葱 ＋ 黄豆 ＝ 降低钙的吸收

黄豆芽拌洋葱

●原料　黄豆芽100克，洋葱90克，胡萝卜40克，蒜末、葱花各少许
●调料　盐2克，鸡粉2克，生抽4毫升，陈醋3毫升，辣椒油、香油各适量
●做法
①洋葱洗净切丝；胡萝卜洗净去皮、切丝。将黄豆芽、胡萝卜丝放入沸水中氽烫1分钟，放入洋葱丝焯烫半分钟，捞出沥干。
②所有食材放入碗中，加入所有调味料，搅拌均匀盛入盘中即可。

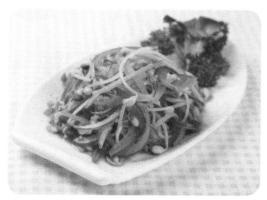

芝麻洋葱拌菠菜

●原料　洋葱60克，菠菜100克，芝麻20克
●调料　盐4克，鸡粉2克，香油5毫升
●做法
①洋葱洗净切丝；菠菜去根，洗净后切成小段；芝麻炒香。
②锅内注水烧开，分别下入菠菜段、洋葱丝氽熟后捞出装碗。加入盐、鸡粉、香油拌匀，撒上芝麻即可。

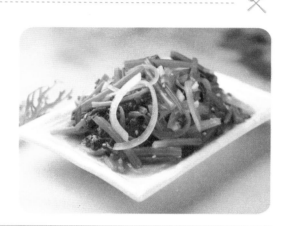

洋葱西红柿鸡排

●原料　鸡胸肉200克，西红柿75克，洋葱片60克，生鸡蛋黄25克，蒜末、葱花各少许
●调料　盐2克，白糖4克，生粉、食用油各适量
●做法
①西红柿洗净切丁；鸡胸肉洗净切片，加盐，放蛋黄搅拌匀，裹上一层生粉，制成鸡排生坯，入油锅略煎盛出。
②用油起锅，放蒜末爆香，放所有食材翻炒，加盐、白糖调味炒匀，撒上葱花即成。

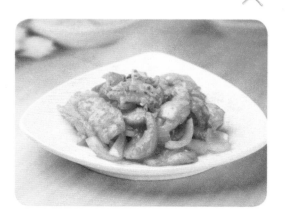

莴笋

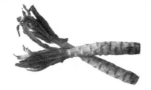

别　名	性味归经	推荐用量	热　量	蛋白质	脂　肪	胆固醇
莴苣、白苣、莴菜	性凉，味甘、苦；归胃、膀胱经	每日60克左右	59千焦/100克	2.8克/100克	0.1克/100克	—

☸ 降脂关键

◎膳食纤维、维生素。莴笋的脂肪含量很低，所以食用莴笋能够避免摄入大量的脂肪。莴笋中含有大量的膳食纤维和维生素，能够促进肠胃蠕动，延缓肠道对脂肪和胆固醇的吸收，是防治高血脂的理想食物。

☸ 选购保存

应选择茎粗大、肉质细嫩、多汁新鲜、无枯叶、无空心、中下部稍粗或成棒状、叶片不弯曲、无黄叶、不发蔫的、不苦涩的。将莴笋放入盛有凉水的器皿内，一次可放几棵，水淹至莴笋主干1/3处，可放置室内3~5天。

☸ 食用注意

莴笋怕咸，在烹制时少放盐才好吃。焯莴苣时要注意时间和温度，焯的时间过长、温度过高会使莴苣绵软，失去清脆口感。

宜: 莴笋适宜小便不通、尿血、水肿、糖尿病、肥胖、神经衰弱症、高血压、高血脂、心律不齐、失眠患者以及妇女产后缺奶或乳汁不通者食用。

忌: 多动症儿童，眼病、痛风、脾胃虚寒、腹泻便溏者不宜食用。

☸ 搭配宜忌

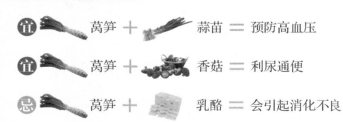

宜　莴笋 ＋ 蒜苗 ＝ 预防高血压

宜　莴笋 ＋ 香菇 ＝ 利尿通便

忌　莴笋 ＋ 乳酪 ＝ 会引起消化不良

忌　莴笋 ＋ 蜂蜜 ＝ 引起消化不良

醋拌莴笋萝卜丝

●原料　莴笋140克，白萝卜200克，蒜末、葱花各少许

●调料　盐3克，鸡粉2克，陈醋5毫升，食用油适量

●做法

①洗净去皮的白萝卜、莴笋均切细丝，入沸水中焯至食材熟软后捞出，沥干。

②将焯煮好的食材放在碗中，撒上蒜末、葱花，加入盐、鸡粉、陈醋，搅拌至食材入味即成。

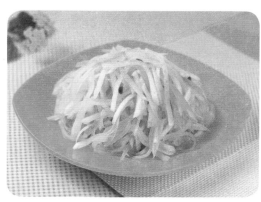

莴笋烧板栗

●原料　莴笋200克，板栗肉100克，蒜末少许

●调料　盐3克，鸡粉2克，蚝油7克，水淀粉、香油、食用油各适量

●做法

①洗净去皮的莴笋切滚刀块，入沸水中煮至食材断生后捞出，沥干。

②用油起锅，放蒜末爆香，倒入板栗肉和莴笋块，放蚝油、水、盐、鸡粉焖熟，用水淀粉勾芡，淋入香油炒匀即可。

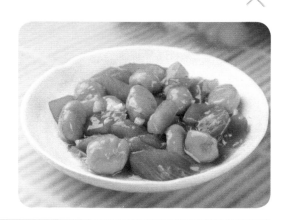

柠檬苹果莴笋汁

●原料　柠檬70克，莴笋80克，苹果150克

●调料　蜂蜜15毫升，矿泉水适量

●做法

①洗净的柠檬切成片；洗净去皮的莴笋切成丁；洗好的苹果切小块，备用。

②取榨汁机，倒入切好的苹果、柠檬、莴笋，加入少许矿泉水，选择"榨汁"功能，榨取蔬果汁。

③加入适量蜂蜜，继续搅拌片刻即可。

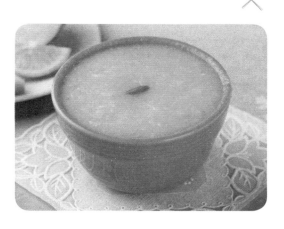

竹 笋

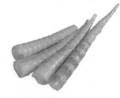

别 名	性味归经	推荐用量	热 量	蛋白质	脂 肪	胆固醇
笋、闽笋	性微寒、味甘；归胃、大肠经	每次40~60克	80千焦/100克	0.2克/100克	3.6克/100克	—

❋ 降脂关键

◎纤维素。竹笋具有低脂肪、低糖、多纤维的特点，肥胖的人经常吃竹笋，每餐进食的油脂就会被其吸附，降低肠胃黏膜对于脂肪的吸收与积蓄，达到减肥的目的，同时还能够预防消化道肿瘤。

❋ 选购保存

要选购竹笋节之间距离近的竹笋，因为距离越近的竹笋越嫩，外壳色泽鲜黄或淡黄略带粉红，笋壳完整且饱满光洁为佳。宜在低温条件下保存，但不能保存过久，否则质地变老会影响口感。建议保存一周左右。

❋ 食用注意

竹笋在食用前应该先用开水焯一下，祛除笋中的草酸。靠近笋尖的部位应该顺着切，下部应该横切，烹制易熟烂入味。鲜笋存放时不要剥壳。

宜： 竹笋适宜肥胖者、高血压者、习惯性便秘者、糖尿病患者、心血管疾病患者食用。

忌： 严重肾炎、尿道结石、胃痛出血、慢性肠炎、久泻滑脱者不宜食用。

❋ 搭配宜忌

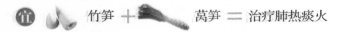

宜　竹笋 ＋ 莴笋 ＝ 治疗肺热痰火

宜　竹笋 ＋ 冬瓜 ＝ 降压降脂

宜　竹笋 ＋ 豆腐 ＝ 减肥降脂

忌　竹笋 ＋ 羊肉 ＝ 导致腹痛

竹笋炒鳝段

●原料 鳝鱼肉130克，竹笋150克，青椒块、红椒块各30克，姜片、蒜末各少许

●调料 盐3克，鸡粉2克，料酒5毫升，水淀粉、食用油各适量

●做法

①竹笋洗净切片，焯水；鳝鱼肉洗净切片，加所有调料腌渍，余水备用。

②用油起锅，放姜片、蒜末、青椒块、红椒块翻炒，放竹笋片、鳝鱼片，放鸡粉、盐、料酒炒匀调味，用水淀粉勾芡即成。

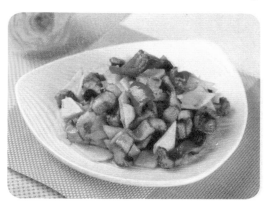

银鱼豆腐竹笋汤

●原料 竹笋100克，豆腐90克，口蘑80克，银鱼干20克，姜片、葱花各少许

●调料 盐、鸡粉各2克，料酒4毫升，食用油少许

●做法

①豆腐、口蘑、竹笋均洗净，切片；焯水至食材断生，捞出沥干。

②用油起锅，放姜片爆香，倒入洗净的银鱼干，加料酒、水、盐、鸡粉，倒入焯煮过的食材，煮至熟透，撒上葱花即成。

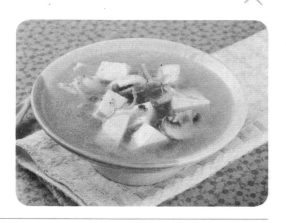

竹笋炒肉丝

●原料 竹笋300克，猪瘦肉200克，红辣椒适量

●调料 盐、香油、高汤、蚝油、食用油各适量

●做法

①红辣椒去蒂洗净，切丝；竹笋洗净，切段；猪瘦肉洗净，切丝。

②锅中倒油烧热，爆香红辣椒丝，放入肉丝、竹笋丝翻炒，加高汤、蚝油、盐调味，用小火炒至入味，淋入香油即可盛盘。

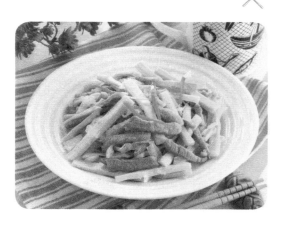

山 药

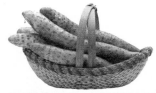

别 名	性味归经	推荐用量	热 量	蛋白质	脂 肪	胆固醇
怀山药、淮山药、土薯	性平，味甘；归脾、胃、肾经	每日50~100克	234千焦/100克	1.9克/100克	0.2克/100克	—

◉ 降脂关键

◎多种微量元素、维生素。山药富含黏液蛋白、维生素及微量元素，可有效组织血脂的血管壁的沉淀，保持血管弹性，防止高脂血症、动脉硬化等疾病。

◉ 选购保存

山药要挑选表皮光滑无伤痕、完整肥厚、颜色均匀有光泽、不干枯、无根须的。尚未切开的山药可存放在阴凉通风处；如果切开了，则可盖上湿布，放入冰箱冷藏室保鲜。

◉ 食用注意

山药应去皮食用，去皮时应戴好手套，以免皮肤接触到山药表皮导致发痒，若不小心沾到皮肤也不用慌张，用醋冲洗片刻即可止痒，切忌抓挠。山药淀粉含量比较多，"三高"患者在食用山药时应减少主食的摄入量。

宜：糖尿病腹胀、病后虚弱、慢性肾炎、长期腹泻者宜常吃山药。

忌：大便燥结者。

◉ 搭配宜忌

宜 山药 ＋ 大枣 ＝ 补充维生素C、降血脂

宜 山药 ＋ 苦瓜 ＝ 降血糖、减肥、排毒

忌 山药 ＋ 鲫鱼 ＝ 不利于营养吸收

忌 山药 ＋ 黄瓜 ＝ 降低营养价值

山药炒鸭胗

●原料　山药300克，鸭胗200克，青椒、红椒各40克，姜片、蒜末、葱段少许

●调料　盐、鸡粉各2克，料酒4毫升，生抽5毫升，水淀粉、食用油各适量

①山药切片，青、红椒切块，鸭胗切片。山药、青红椒入沸水焯至八成熟捞出。鸭胗用少许料酒、盐、鸡粉抓匀腌10分钟。

②热油爆香姜片、葱段、蒜末，倒入鸭胗炒熟，加山药、青红椒、料酒、生抽、盐、鸡粉翻炒均匀，勾芡装盘。

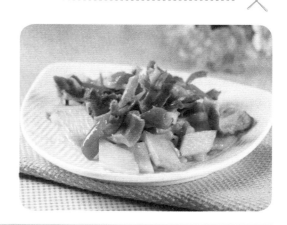

山药胡萝卜鸡翅汤

●原料　山药180克，鸡翅中150克，胡萝卜100克，姜片、葱花各少许

●调料　盐2克，鸡粉2克，胡椒粉少许，料酒适量

●做法

①山药去皮洗净、切丁；胡萝卜切块；鸡翅中斩块，入沸水汆熟捞出。

②砂锅中注水烧开，放入鸡翅中块、胡萝卜块、山药丁、姜片、料酒煮30分钟，加盐、鸡粉、胡椒粉调味，撒上葱花即可。

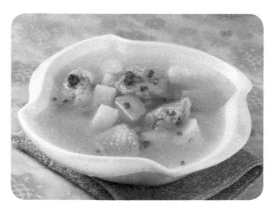

丝瓜枸杞炒山药

●原料　丝瓜120克，山药100克，枸杞10克，蒜末、葱段各少许

●调料　盐3克，鸡粉2克，水淀粉5毫升，食用油适量

●做法

①丝瓜切块；山药切片，分别焯熟。

②热油爆香蒜末、葱段，倒入焯熟的山药片、丝瓜块翻炒匀，加少许鸡粉、盐、炒匀调味。

③加少许水淀粉勾芡，炒匀盛入盘中。

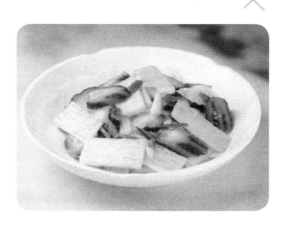

土豆

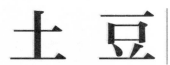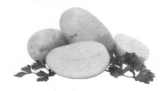

别　名	性味归经	推荐用量	热　量	蛋白质	脂　肪	胆固醇
山药蛋、洋芋、马铃薯	性平，味甘；归胃、大肠经	每餐200克	318千焦/100克	2克/100克	0.2克/100克	—

✿ 降脂关键

◎粗纤维。土豆富含粗纤维，可促进肠胃蠕动和加速胆固醇在肠道内的代谢，具有通便和降低胆固醇的作用，可以治疗习惯性便秘，同时还可预防血胆固醇增高。

✿ 选购保存

应选择个头结实、没有出芽、颜色单一的土豆，土豆可以与苹果放在一起，因为苹果产生的乙烯会抑制土豆芽眼处的细胞产生生长素。

✿ 食用注意

土豆切开后容易氧化变黑，属正常现象，不会造成危害。土豆必须去皮挖眼才能吃，发青发芽的土豆都不能吃，以防龙葵素中毒。白水煮土豆时，加点牛奶，不但味道好，而且可以防止土豆发黄。

宜：土豆适宜妇女白带者、皮肤瘙痒者、急性肠炎患者、习惯性便秘者、皮肤湿疹患者、心脑血管疾病患者食用。

忌：糖尿病患者、腹胀者忌食，孕妇慎食，以免增加妊娠风险。

✿ 搭配宜忌

宜　🥔 土豆 ＋ 🫘 豆角 ＝ 除烦润燥

宜　🥔 土豆 ＋ 🥩 牛肉 ＝ 酸碱平衡

宜　🥔 土豆 ＋ 🍅 西红柿 ＝ 防癌、抗衰老

忌　🥔 土豆 ＋ 🍌 香蕉 ＝ 引起面部生斑

芝麻土豆丝

●**原料**　土豆180克，香菜20克，熟芝麻15克，蒜末少许
●**调料**　盐2克，白糖3克，陈醋8毫升，食用油适量
●**做法**

①将洗好的香菜切成末；洗净去皮的土豆切成细丝，入沸水中焯水后捞出。
②用油起锅，放蒜末爆香，倒入土豆丝翻炒，淋陈醋，加盐、白糖调味，撒上香菜末、熟芝麻即成。

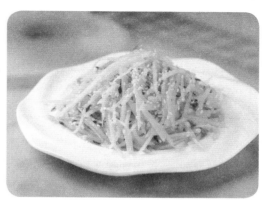

土豆炖南瓜

●**原料**　南瓜300克，土豆200克，蒜末、葱花各少许
●**调料**　盐2克，鸡粉2克，蚝油10克，水淀粉5毫升，香油2克，食用油适量
●**做法**

①土豆洗净去皮切丁，南瓜洗净去皮切块。
②用油起锅，爆香蒜末，放土豆丁、南瓜块翻炒，加水、盐、鸡粉、蚝油，煮至食材熟软，水淀粉勾芡，淋入香油，装盘后，撒上葱花即成。

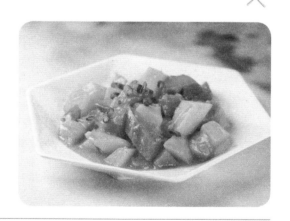

土豆烧苦瓜

●**原料**　土豆200克，苦瓜100克，葱花少许
●**调料**　盐4克，鸡精2克，食用油适量
●**做法**

①土豆去皮洗净切菱形片，焯水后备用；苦瓜去瓤切成片。
②起油锅，下入土豆片翻炒片刻，加少许盐，炒至五成熟时下入苦瓜继续翻炒，加入盐、鸡精调味，再加少量水翻炒。
③炒至食材熟透时撒上葱花即可。

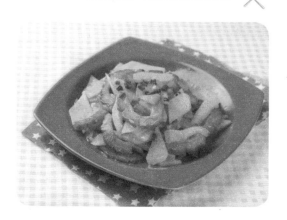

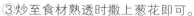

南瓜

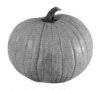

别　名	性味归经	推荐用量	热　量	蛋白质	脂　肪	胆固醇
麦瓜、番瓜、倭瓜、金冬瓜	性温，味甘；归脾、胃经	每日100克左右	92千焦/100克	0.7克/100克	0.1克/100克	－

❀ 降脂关键

◎果胶。南瓜中的果胶能和体内多余的胆固醇结合，使人体吸收的胆固醇减少，从而使血清胆固醇浓度下降，因而南瓜有"降脂佳品"之誉。

❀ 选购保存

挑选外形完整的南瓜，最好是瓜梗蒂连着瓜身，这样的南瓜新鲜。南瓜切开后，去籽，用保鲜袋装好后，放入冰箱冷藏保存。

❀ 食用注意

南瓜对于肥胖者与中老年人尤其合适，南瓜是糖尿病人良好的食物，糖尿病患者可以将南瓜制成南瓜粉，长期少量使用。吃太多腌鱼、腌肉时，可以吃南瓜来中和。用南瓜熬粥，对体弱气虚的中老年人大有好处。

宜：南瓜适宜糖尿病、高血脂、前列腺肥大、动脉硬化、胃黏膜溃疡、肋间神经痛、痢疾、蛔虫病、下肢溃疡、烫灼伤等症的患者以及脾胃虚弱者、营养不良者、肥胖者、便秘者以及中老年人食用。

忌：水肿、黄疸、下痢胀满、产后痧痘、气滞湿阻病症患者忌食。

❀ 搭配宜忌

宜 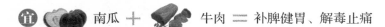 南瓜 ＋ 牛肉 ＝ 补脾健胃、解毒止痛

宜 南瓜 ＋ 莲子 ＝ 降低血压

忌  南瓜 ＋ 虾 ＝ 引起腹泻、腹胀

忌  南瓜 ＋ 黄瓜 ＝ 影响维生素的吸收

葱油南瓜

●**原料** 南瓜350克，紫葱头35克，葱花少许

●**调料** 盐、鸡粉各2克，食用油适量

●**做法**

①紫葱头洗净切片，南瓜洗净去皮切丁。

②用油起锅，放紫葱头炒香，盛出葱油备用。

③锅底留油烧热，放南瓜丁翻炒，加盐、鸡粉调味，注水焖煮至食材熟透，撒上葱花，淋入葱油炒匀即成。

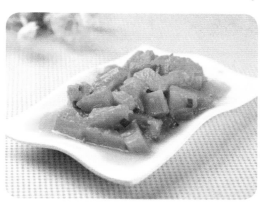

小米南瓜粥

●**原料** 水发小米90克，南瓜110克，葱花少许

●**调料** 盐2克，鸡粉2克

●**做法**

①南瓜洗净去皮切粒，待用。

②锅中加水煮沸，倒入洗好的小米烧开，转小火煮至小米熟软，倒入南瓜续煮15分钟至食材熟烂。

③放入适量鸡粉、盐，搅匀调味。盛出煮好的粥，撒上葱花即可。

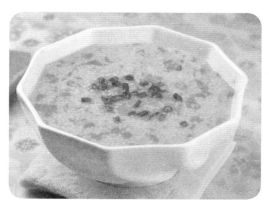

咖喱南瓜炒鸡丁

●**原料** 南瓜300克，鸡胸肉100克，姜片、蒜末、葱段各少许

●**调料** 咖喱粉10克，盐、鸡粉各2克，料酒4毫升，水淀粉、食用油各适量

●**做法**

①南瓜洗净去皮切丁，焯水备用；鸡胸肉洗净切丁，加鸡粉、盐、水淀粉腌渍。

②用油起锅，爆香姜片、蒜末，放鸡肉丁、南瓜丁翻炒，加水、咖喱粉、鸡粉、料酒、盐调味煮沸，水淀粉勾芡，撒上葱段即成。

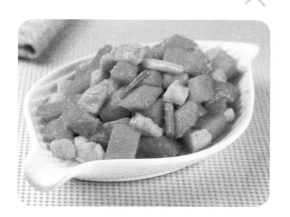

兔 肉

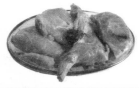

别　名	性味归经	推荐用量	热　量	蛋白质	脂　肪	胆固醇
菜兔肉、野兔肉	性凉，味甘；归肝、脾、大肠经	每日80克左右	427千焦/100克	0.9克/100克	2.2克/100克	—

⊙ 降脂关键

◎卵磷脂。兔肉的脂肪和胆固醇低于其他肉类，且其脂肪多为不饱和脂肪酸。兔肉富含大量的卵磷脂，不仅能够有效抑制血小板凝聚，防止血栓形成，而且能够有效降低胆固醇、预防脑功能衰退。

⊙ 选购保存

肌肉呈均匀的红色，具有光泽，脂肪洁白或呈乳黄色为新鲜肉。肌肉色泽稍转暗，切面尚有光泽，但脂肪无光泽的为次鲜肉。冷冻储存。

⊙ 食用注意

兔肉和猪、牛、羊肉相比，由于它含有人体需要的独特营养成分，即高蛋白质、高铁、高钙、高磷脂和低脂肪、低胆固醇，所以对老年人、心血管疾病患者和贫血之人尤为适宜。

宜：兔肉适宜肥胖症、慢性胃炎、胃溃疡、十二指肠溃疡、结肠炎、营养不良、气血不足、肝病、心血管病、糖尿病患者及儿童、老年人食用。

忌：孕妇及阳虚者忌食。

⊙ 搭配宜忌

宜　兔肉 ＋ 葱 ＝ 预防冠心病、脑梗死等

宜　兔肉 ＋ 枸杞 ＝ 可治疗头晕、耳鸣等症状

忌　兔肉 ＋ 橘子 ＝ 导致腹泻

忌　兔肉 ＋ 芥菜 ＝ 引起身体不适

葱香拌兔丝

●**原料**　兔肉丝300克，彩椒丝50克，葱段20克，蒜末少许

●**调料**　盐、鸡粉各3克，生抽4毫升，陈醋8毫升，香油少许

●**做法**

①洗好的葱切小段；锅中加水煮沸，倒入洗净的兔肉丝，煮熟捞出，沥干，装碗。

②往碗中放彩椒丝、蒜末，加少许盐、鸡粉、生抽、陈醋、香油搅拌均匀，撒上葱段即成。

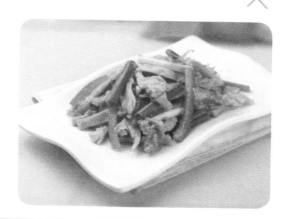

兔肉萝卜煲

●**原料**　兔肉块500克，白萝卜500克，香叶、八角、草果、姜片、葱段各少许

●**调料**　盐、料酒、生抽、食用油各适量

●**做法**

①白萝卜洗净去皮切块；锅中加水煮沸，倒入洗净的兔肉块，氽水捞出。

②用油起锅，放姜片、葱段爆香，放兔肉块翻炒，放香叶、八角、草果、料酒、生抽略炒，加水煮沸，放白萝卜煮熟。转入砂锅慢煲，加盐调味，放入葱段即可。

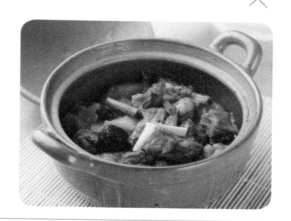

青豆烧兔肉

●**原料**　兔肉200克，青豆150克，葱花少许

●**调料**　姜末、盐各5克，鸡精、食用油各3克

●**做法**

①兔肉洗净，切成大块；青豆洗净。

②将切好的兔肉块入沸水中氽去血水。

③锅入油烧热，放入葱花爆香，再放入兔肉块、青豆炒熟后，加盐、鸡精调味即可。

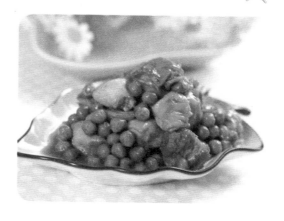

鸡肉

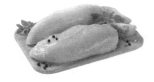

别　名	性味归经	推荐用量	热　量	蛋白质	脂　肪	胆固醇
家鸡肉、母鸡肉、公鸡肉	性温，味甘；归脾、胃、肝经	每日100克	699千焦/100克	19.3克/100克	9.4克/100克	106毫克/100克

◎ 降脂关键

◎B族维生素、烟酸。鸡肉中含有丰富的B族维生素和烟酸，有益于修复受损血管，使胆固醇不易沉积。

选购保存

买鸡肉应选择肉质紧密、颜色呈粉红色而且有光泽、皮呈米色、毛囊突出的鸡肉。不要挑选肉和皮的表面比较干，或者含水较多、脂肪稀松的。鸡肉在肉类食品中是比较容易变质的，所以购买之后要马上放进冰箱里，过一两天再食用。

食用注意

烹调鲜鸡时只需放油、精盐、葱、姜、酱油等，味道就很鲜美。如果再放入花椒、大料等厚味的调料，反而会把鸡的鲜味驱走或掩盖。但买回的冻光鸡由于没有开膛，常有一股恶味儿，做时可以适当放些花椒、大料，有助于驱除恶味儿。

宜： 鸡肉适宜气血不足、营养不良者和产后无乳、贫血者食用。

忌： 凡实证、热证或邪毒未清者不宜食用。

搭配宜忌

宜　鸡肉 ＋ 人参 ＝ 填精补髓、活血调经

宜　鸡肉 ＋ 枸杞 ＝ 补五脏、益气血

宜　鸡肉 ＋ 鲤鱼 ＝ 利水、补虚

忌　鸡肉 ＋ 芹菜 ＝ 易伤元气

木耳炒鸡片

●**原料**　木耳40克，鸡胸肉100克，红椒块40克，姜片、蒜末各少许

●**调料**　盐3克，鸡粉3克，生抽、料酒、水淀粉、食用油各适量

●**做法**

①将洗净的木耳切块，焯水备用；鸡胸肉洗净切片，加调味料腌渍，滑油。

②锅底留油，放姜片、蒜末爆香，放木耳块、彩椒块、鸡片翻炒，加料酒、生抽、盐、鸡粉炒匀，用水淀粉勾芡即可。

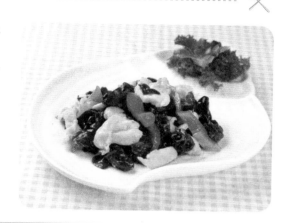

蒜香鸡块

●**原料**　卤鸡肉500克，蒜苗60克，红椒块40克，姜片、蒜末各少许

●**调料**　盐2克，白糖2克，鸡粉2克，辣椒油4毫升，料酒10毫升，食用油适量

●**做法**

①卤鸡肉斩块，蒜苗洗净切段。

②用油起锅，放蒜末、姜片爆香，倒入卤鸡块炒香。淋料酒，加盐、白糖、鸡粉调味。放红椒块、蒜苗段炒熟。

③加辣椒油翻炒匀即可。

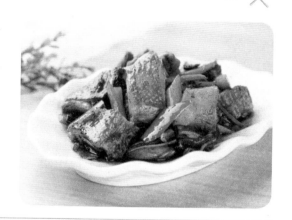

土豆烧鸡块

●**原料**　鸡块400克，土豆200克，八角、花椒、姜片、蒜末各少许

●**调料**　盐2克，鸡粉2克，料酒、生抽、蚝油、水淀粉、食用油各适量

●**做法**

①土豆洗净去皮切块，鸡块洗净汆水。

②用油起锅，放蒜末、姜片，倒入八角、花椒，放鸡块翻炒，放料酒、生抽、蚝油、土豆块翻炒，加盐、鸡粉、水拌匀，小火焖熟，用水淀粉勾芡即可。

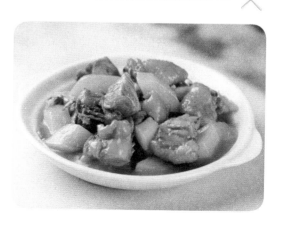

猪瘦肉

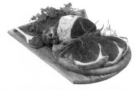

别　名	性味归经	推荐用量	热　量	蛋白质	脂　肪	胆固醇
豚肉	性温、味甘、咸；归脾、胃、肾经	每日50~100克	598千焦/100克	20.3克/100克	6.2克/100克	81毫克/100克

☀ 降脂关键

◎优质蛋白质，维生素。猪瘦肉中含有大量人体必需的氨基酸和维生素，维持人体正常代谢功能，适量食用有利于高脂血症患者保护心脑血管。尤其是里脊肉，其脂肪含量低，很适合高脂血症患者食用。

☀ 选购保存

要选新鲜有光泽、红色均匀，用手指压肌肉后凹陷部分能立即恢复的猪瘦肉。刚买回的猪肉先用水洗净，然后分割成小块，装入保鲜袋，再放入冰箱保存。

☀ 食用注意

炖煮的烹调方式能将猪肉中的脂肪减少30%~50%。

宜：猪瘦肉适合大部分人群食用，尤其适于阴虚不足、头晕、贫血、大便干结及营养不良者。

忌：湿热偏重、体内痰湿盛、舌苔厚腻的人，不可多吃猪肉。

☀ 搭配宜忌

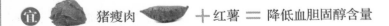

宜　猪瘦肉 ＋ 红薯 ＝ 降低血胆固醇含量

宜　猪瘦肉 ＋ 黑木耳 ＝ 预防心血管疾病

忌　猪瘦肉 ＋ 茶 ＝ 不利于营养吸收

忌　猪瘦肉 ＋ 田螺 ＝ 损伤肠胃

西芹黄花菜炒肉丝

●**原料**　猪瘦肉150克，水发黄花菜150克，西芹100克，姜丝、葱段各少许

●**调料**　盐3克，鸡粉2克，料酒3毫升，生抽4毫升，水淀粉、食用油各适量

●**做法**

①西芹切粗丝，黄花菜去蒂。猪肉切丝，用生抽、鸡粉、盐、淀粉拌匀。

②热油倒入肉丝炒散，盛出。锅留底油，爆香葱段、姜丝，倒入西芹、黄花菜炒至熟软，加肉丝、调味料炒匀，勾芡。

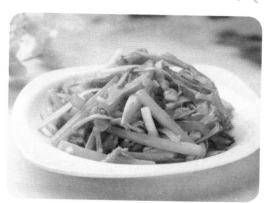

茼蒿黑木耳炒肉

●**原料**　茼蒿100克，瘦肉90克，彩椒50克，水发木耳50克，姜片、葱段少许

●**调料**　盐3克，鸡粉2克，料酒4毫升，生抽5毫升，水淀粉、食用油各适量

●**做法**

①木耳切小块，彩椒切粗丝，茼蒿切段，瘦肉切片用盐、鸡粉、淀粉抓匀。

②热油爆香葱、姜，倒入肉片、料酒炒变色，倒入茼蒿段、木耳块、彩椒丝翻炒，加调味料炒至熟，淋水淀粉勾芡即可。

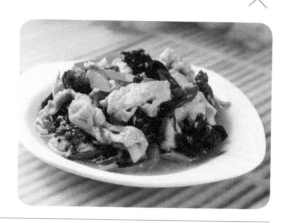

养颜茯苓核桃瘦肉汤

●**原料**　茯苓15克，核桃仁50克，猪瘦肉300克

●**调料**　盐2克，鸡粉2克，料酒10毫升

●**做法**

①猪瘦肉切丁，备用。

②砂锅中注入清水烧开，放入茯苓、核桃仁、瘦肉丁拌匀，淋入料酒，煮沸后转小火炖1小时至食材熟透。

③加少许鸡粉、盐拌匀，盛入碗中。

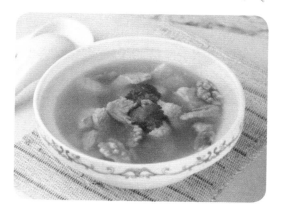

牛肉

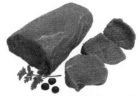

别 名	性味归经	推荐用量	热 量	蛋白质	脂 肪	胆固醇
/	味甘，性平；归脾、胃经	每日80~100克	443千焦/100克	20.2克/100克	2.3克/100克	58毫克/100克

☺ 降脂关键

　　◎锌、镁。牛肉中含有丰富的锌、镁和人体必需的氨基酸，可以促进胆固醇的代谢，减少低密度脂蛋白在血液中的含量，预防动脉硬化的发生和发展，还可以促进心血管健康、预防心脏病。

☺ 选购保存

　　新鲜牛肉有光泽，红色均匀，脂肪洁白或淡黄色；外表微干或有风干膜，不粘手，弹性好。如不慎买到老牛肉，可急冻再冷藏一两天，肉质可稍变嫩。

☺ 食用注意

　　牛肉可清炖、炒食，也可煲汤，清炖能更好地保留牛肉的营养成分。在清炖时加入少许山楂或橘皮，既能改善口味，牛肉也比较容易炖烂。

　　宜：一般人群、老年人、儿童、体质虚弱者和高血压、冠心病、动脉硬化、糖尿病患者都适宜食用。

　　忌：内有实热和病情较严重的皮肤病、肝病、肾病患者应慎食牛肉。

☺ 搭配宜忌

宜　牛肉 ＋ 枸杞 ＝ 益气补血

宜　牛肉 ＋ 芹菜 ＝ 降血脂、降血压

忌　牛肉 ＋ 板栗 ＝ 大量食用不易消化

忌　牛肉 ＋ 田螺 ＝ 引起消化不良

陈皮牛肉炒豆角

●**原料**　陈皮10克，豆角180克，红椒条35克，牛肉200克，姜片、蒜末、葱段少许

●**调料**　盐3克，鸡粉2克，料酒3毫升，生抽4毫升，水淀粉、食用油各适量

●**做法**

①豆角切段，焯熟沥干；红椒、陈皮切丝；牛肉切丝，放陈皮丝和所有调料腌渍10分钟。

②热油锅炒香葱段、姜片、蒜末、红椒条，倒入牛肉丝、所有食材和所有调味料，炒熟勾芡即可。

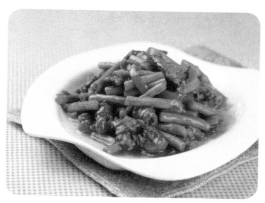

牛肉炒冬瓜

●**原料**　牛肉135克，冬瓜180克，姜片、蒜末、葱段各少许

●**调料**　盐3克，鸡粉2克，料酒3毫升，生抽4毫升，水淀粉、食用油各适量

●**做法**

①冬瓜去皮切片；牛肉切片，用生抽、鸡粉、盐、淀粉拌匀腌渍10分钟。

②热油倒入牛肉滑散，盛出。锅留底油，爆香葱段姜片蒜末，倒入冬瓜片、牛肉片、调味料炒匀，勾芡即可。

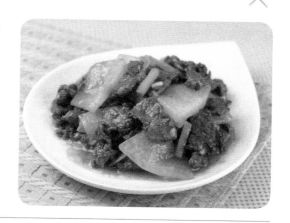

小笋炒牛肉

●**原料**　竹笋90克，牛肉120克，青椒、红椒各25克，姜片、蒜末、葱段少许

●**调料**　盐3克，鸡粉2克，生抽6毫升，食粉、料酒、水淀粉、食用油各适量

●**做法**

①竹笋切片；青椒、红椒切块；牛肉切片，用食粉、生抽、盐、鸡粉、淀粉抓匀。

②热油爆香姜片、葱段、蒜末，倒入牛肉片炒散，倒入竹笋块、青椒块、红椒块和所有调料炒匀，勾芡装盘。

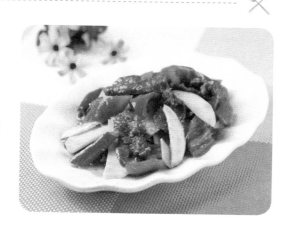

鸭肉

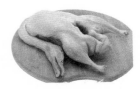

别　名	性味归经	推荐用量	热　量	蛋白质	脂　肪	胆固醇
白鸭肉、鹜肉	性寒，味甘、咸；归脾、胃、肺、肾经	每日50~100克	1003千焦/100克	15.5克/100克	19.7克/100克	94毫克/100克

◉ 降脂关键

◎不饱和脂肪酸、B族维生素。鸭肉中的B族维生素是促进人体能量代谢的必要营养物质，对纠正脂质代谢异常、稳定降低血脂和控制体重都有帮助。

◉ 选购保存

要选择肌肉新鲜、脂肪有光泽的鸭肉。可去净鸭肉上的血污和绒毛，装入保鲜袋，冷冻保存。

◉ 食用注意

高脂血症患者宜常吃鸭胸肉，少吃带皮的整鸭肉，因为鸭胸肉的脂肪含量较低而蛋白质含量很高。烹调鸭肉时搭配一些黄豆，既能提高营养价值，又能使鸭肉口感柔嫩。

宜： 体内有热、上火、水肿、低热、体虚、食欲不振、大便秘结者及癌症、糖尿病、肝硬化腹水、慢性肾炎水肿等患者宜食鸭肉。

忌： 阳虚脾弱、外感未清、腹泻者不宜食用鸭肉。

◉ 搭配宜忌

宜 鸭肉 ＋ 山药 ＝ 滋阴润肺

宜 鸭肉 ＋ 金银花 ＝ 清热、润肤

忌 鸭肉 ＋ 板栗 ＝ 降低营养价值

忌 鸭肉 ＋ 甲鱼 ＝ 降低营养价值

菠萝炒鸭丁

●**原料**　鸭肉200克，菠萝肉180克，彩椒50克，姜片、蒜末、葱段各少许

●**调料**　盐4克，鸡粉2克，蚝油5克，料酒6毫升，生抽、水淀粉、食用油各适量

●**做法**

①菠萝、彩椒均切丁；鸭肉切丁，用生抽、料酒、盐、鸡粉、水淀粉拌匀。

②热油炒香葱段、姜片、蒜末，倒入鸭肉丁、料酒翻炒，加菠萝丁、彩椒和蚝油、生抽、盐、鸡粉炒熟，勾芡即可。

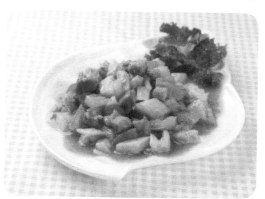

滑炒鸭丝

●**原料**　鸭肉160克，彩椒60克，香菜梗、姜末、蒜末、葱段各少许

●**调料**　盐3克，鸡粉1克，生抽4毫升，料酒4毫升，水淀粉、食用油各适量

●**做法**

①彩椒切条；香菜梗切段；鸭肉切丝，加生抽、料酒、盐、鸡粉、水淀粉腌渍。

②热油爆香葱段、姜片、蒜末，倒入鸭肉丝、料酒炒香，加彩椒条、生抽、盐、鸡粉炒匀，勾芡炒匀，撒上香菜梗即可。

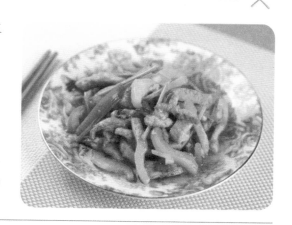

莴笋玉米鸭丁

●**原料**　鸭胸肉160克，莴笋150克，玉米粒90克，彩椒块50克，蒜末、葱段少许

●**调料**　盐、鸡粉各3克，料酒4毫升，生抽6毫升，水淀粉各适量

●**做法**

①莴笋切丁；鸭肉切丁，用盐、料酒、生抽拌匀腌渍10分钟。

②将莴笋丁、玉米、彩椒块焯熟捞出。热油锅倒入鸭丁、葱段、蒜末、生抽、料酒和焯熟的食材、所有调味料炒熟，勾芡即可。

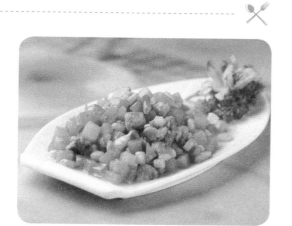

莲 藕

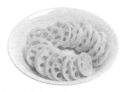

别 名	性味归经	推荐用量	热 量	蛋白质	脂 肪	胆固醇
水芙蓉、莲根、藕丝菜	性凉，味辛、甘；归肺、胃经	每日60~100克	293千焦/100克	1.9克/100克	0.2克/100克	—

❋ 降脂关键

◎黏液蛋白、膳食纤维。莲藕含有黏液蛋白和膳食纤维，能与人体内的胆酸盐和食物中的胆固醇及甘油三酯结合，使其从粪便中排出，从而减少脂类的吸收，起到降低血脂的作用。

❋ 选购保存

选择新鲜、脆嫩、色白，藕节短、藕身粗的莲藕为好，从藕尖数起第二节藕最好。放入冰箱内冷藏为佳。

❋ 食用注意

莲藕切片后可放入沸水中焯烫片刻，捞出后再放清水中清洗，一来可以使莲藕不变色，二来还可以保持莲藕本身的爽脆。煮藕时忌用铁器，以免发生反应使莲藕发黑。

宜：莲藕适宜体弱多病、营养不良、高热、吐血者以及高血压、肝病、食欲不振、缺铁性贫血者食用。

忌：脾胃消化功能低下、大便溏薄的患者及产妇忌食。

❋ 搭配宜忌

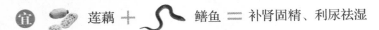

宜　🥔 莲藕 ＋ 🐟 鳝鱼 ＝ 补肾固精、利尿祛湿

宜　🥔 莲藕 ＋ 🥩 羊肉 ＝ 润肺补血

忌　🥔 莲藕 ＋ 🌼 菊花 ＝ 易导致腹泻

忌　🥔 莲藕 ＋ 🌿 人参 ＝ 药性相反

山楂藕片

●**原料** 莲藕150克，山楂95克

●**调料** 冰糖30克

●**做法**

①将洗净去皮的莲藕切成片；洗好的山楂切成小块，备用。

②砂锅中注入适量清水烧开，放入藕片、山楂块，煮沸后用小火炖煮约15分钟至食材熟透。

③倒入冰糖，快速搅拌匀，用大火略煮片刻，至冰糖溶入汤汁中即成。

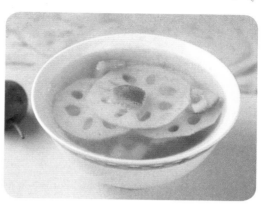

茄汁莲藕炒鸡丁

●**原料** 西红柿100克，莲藕130克，鸡胸肉200克，蒜末、葱段各少许

●**调料** 盐3克，鸡粉、水淀粉、白醋、白糖、料酒、食用油各适量

●**做法**

①西红柿洗净切块；莲藕去皮洗净切丁焯水；鸡胸肉洗净切丁，腌渍后氽水。

②用油起锅，放蒜末、葱段爆香，放入鸡丁，淋料酒，放入食材翻炒，加盐、白糖调味即可。

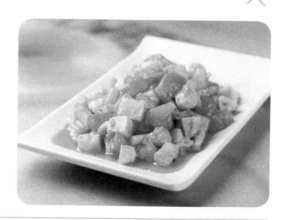

素炒藕片

●**原料** 莲藕150克，彩椒块100克，水发木耳45克，葱花少许

●**调料** 盐3克，鸡粉4克，蚝油10克，料酒10毫升，水淀粉5毫升，食用油适量

●**做法**

①洗净去皮的莲藕切成片，发好的木耳切成小块，与彩椒块分别入锅焯水备用。

②用油起锅，倒入焯过水的食材翻炒，放蚝油、盐、鸡粉、料酒调味，用水淀粉勾芡，最后撒上葱花即可。

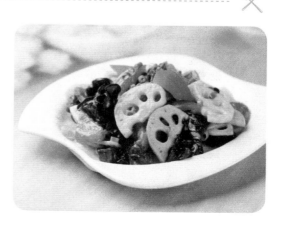

海带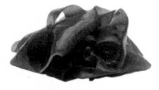

别　名	性味归经	推荐用量	热　量	蛋白质	脂　肪	胆固醇
昆布、江白菜	性寒，味咸；归肝、胃、肾三经	每日15～20克左右为宜	50千焦/100克	2.1克/100克	0.1克/100克	—

❋ 降脂关键

◎钙。海带中钙的含量极为丰富，钙可降低人体对胆固醇的吸收。海带含有硫酸多糖，能吸收血管中的胆固醇，并排出体外，可预防高血脂。

❋ 选购保存

质厚实、形状宽长、身干燥、色淡黑褐或深绿、边缘无碎裂或黄化现象的才是优质海带。将干海带剪成长段，洗净，用淘米水煮30分钟，放凉后切成条，分装在保鲜袋中放入冰箱里冷冻起来。

❋ 食用注意

干海带含砷，烹制前应先用清水漂洗，浸泡6小时，并勤换水。食用海带后不宜马上喝茶或吃酸涩的水果。

宜：海带适宜甲状腺肿大、高血压、冠心病、动脉粥样硬化、急性肾衰竭、脑水肿患者食用。

忌：孕妇、甲状腺功能亢进者忌食。

❋ 搭配宜忌

宜 海带 ＋ 冬瓜 ＝ 可降血压、降血脂

宜 海带 ＋ 排骨 ＝ 治皮肤瘙痒

忌 海带 ＋ 咖啡 ＝ 会降低机体对铁的吸收

忌 海带 ＋ 猪血 ＝ 引起便秘

白萝卜海带汤

●**原料**　白萝卜200克，海带180克，姜片、葱花各少许

●**调料**　盐2克，鸡粉2克，食用油适量

●**做法**

①白萝卜去皮洗净，切丝；海带洗净切丝，焯水备用。

②用油起锅，放姜片爆香，倒入白萝卜丝翻炒片刻，加水煮沸。

③倒入海带拌匀，加盐、鸡粉调味，撒上葱花即可。

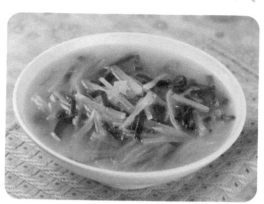

芹菜拌海带丝

●**原料**　水发海带100克，芹菜梗85克，胡萝卜35克

●**调料**　盐3克，香油5毫升，凉拌醋10毫升，食用油少许

●**做法**

①芹菜洗净切段；胡萝卜去皮洗净切丝；海带洗净切丝，将切好的食材入沸水中焯至断生后捞出，沥干装碗。

②往碗中加盐、醋、香油拌匀即可食用。

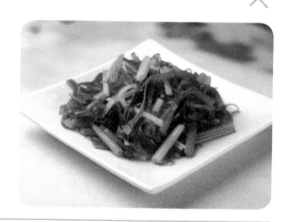

海带丝拌土豆丝

●**原料**　海带120克，土豆90克，红椒丝50克，蒜末、葱花各少许

●**调料**　盐3克，鸡粉4克，生抽6毫升，陈醋8毫升，香油2毫升

●**做法**

①海带洗净切丝；土豆去皮洗净切丝，一起入沸水中焯水，捞出装碗。

②往碗中放蒜末、葱花、生抽、盐、鸡粉、陈醋、香油，拌匀调味即可。

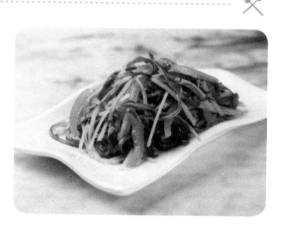

紫菜

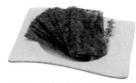

别　名	性味归经	推荐用量	热　量	蛋白质	脂　肪	胆固醇
紫英、索菜、灯塔菜	性寒，味甘、咸；归肺经	每日15克左右	866千焦/100克	26.7克/100克	1.1克/100克	–

❂ 降脂关键

　　◎镁元素、牛磺酸。紫菜中的镁元素含量比其他食物都多，能够有效降低血清胆固醇的含量。紫菜含牛磺酸成分能够降低有害胆固醇，从而预防高血脂。

❂ 选购保存

　　以色泽紫红、无泥沙杂质、干燥的紫菜为佳。紫菜以深紫色、薄而有光泽的较新鲜。紫菜用塑料膜包好，放于干燥处保存。

❂ 食用注意

　　若凉水浸泡后的紫菜呈蓝紫色，说明该菜在包装前已被有毒物所污染，这种紫菜对人体有害，不能食用。紫菜做汤，先将汤烧沸，下配料或调料，最后才撕入紫菜并立即起锅，以免紫菜烧煮时间过长后损失营养。

　　宜： 紫菜适宜甲状腺肿大、贫血、高血压、高血脂、淋巴结核、淋病、胃溃疡、夜盲症、阳痿、头皮屑增多等患者食用。

　　忌： 关节炎、结石、甲状腺功能亢进患者忌食。

❂ 搭配宜忌

宜 紫菜 ＋ 猪肉 ＝ 可化痰软坚、滋阴润燥

宜 紫菜 ＋ 鸡蛋 ＝ 补充维生素B$_{12}$和钙质

忌 紫菜 ＋ 花菜 ＝ 会影响钙的吸收

忌 紫菜 ＋ 柿子 ＝ 不利消化

紫菜莴笋鸡蛋汤

●**原料**　莴笋180克，水发紫菜120克，鸡蛋清适量，葱花少许

●**调料**　盐、鸡粉各2克，食用油适量

●**做法**

①将鸡蛋清打散搅匀；莴笋去皮洗净，切薄片。

②锅入水煮沸，放盐、食用油、鸡粉，下莴笋片，煮至八成熟。

③放入洗净的紫菜煮沸，倒入蛋液，边倒边搅拌，撒上葱花即成。

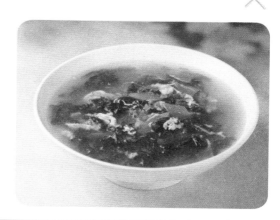

西红柿紫菜鸡蛋汤

●**原料**　西红柿100克，鸡蛋清适量，水发紫菜50克，葱花少许

●**调料**　盐2克，鸡粉2克，胡椒粉、食用油各适量

●**做法**

①西红柿洗净切块，鸡蛋清打散搅匀。

②用油起锅，倒入西红柿块翻炒，加水适量煮沸，放洗净的紫菜搅匀。

③加鸡粉、盐、胡椒粉调味，倒入蛋液，搅动至浮起蛋花，撒上葱花即可。

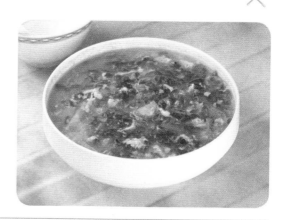

紫菜包饭

●**原料**　寿司紫菜1张，鸡蛋皮1张，黄瓜、胡萝卜、酸萝卜各100克，糯米饭300克

●**调料**　鸡粉2克，盐5克，寿司醋4毫升

●**做法**

①鸡蛋皮切条；胡萝卜去皮洗净，切条；黄瓜洗净切条，分别入沸水焯熟。

②在糯米饭中加寿司醋、盐拌匀，取竹帘，放寿司紫菜，将米饭均匀铺在紫菜上，压平后放所有食材条，卷起竹帘压紧，切段摆盘即可。

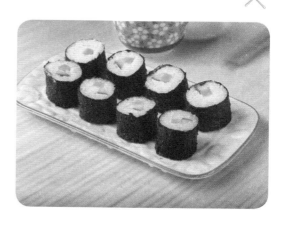

茭白

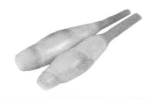

别 名	性味归经	推荐用量	热 量	蛋白质	脂 肪	胆固醇
茭笋、菰菜	味甘，性寒；归肝、脾、肺经	每次100克为宜	96千焦/100克	1.2克/100克	0.2克/100克	0毫克/100克

❈ 降脂关键

◎多种维生素、膳食纤维。茭白中的膳食纤维能减少肠道对脂肪的吸收，多种维生素可促进血脂代谢，降低血液中的低密度脂蛋白和总胆固醇含量，还具有抗氧化、抗衰老的作用。

❈ 选购保存

应购买花茎肥大、质地结实而柔糯的，颜色发青的肉质比较粗老。若出现黑点、黑条，则为采收过晚，口感差，不宜购买。新鲜茭白含水量很高，若放置过久，会丧失鲜味，最好即买即食。若需保存，可以用纸包住，再用保鲜膜包裹，放入冰箱。

❈ 食用注意

茭白宜炒食，具有独特的风味。茭白是高钾低钠的食品，有助于血压的稳定下降，尤其适于高血脂合并高血压患者食用。

宜：适宜高血压病人、黄胆肝炎患者、产后乳汁缺少的妇女、饮酒过量者。

忌：肾脏疾病、泌尿系统结石或尿液中草酸含量较高者不宜食用。

❈ 搭配宜忌

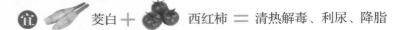

宜 茭白＋西红柿 ＝ 清热解毒、利尿、降脂

宜 茭白＋芹菜 ＝ 降血脂、降血压、通便

忌 茭白＋豆腐 ＝ 不利于营养吸收

忌 茭白＋蜂蜜 ＝ 引发痼疾

茭白鸡丁

●**原料**　鸡胸肉250克，茭白100克，黄瓜100克，胡萝卜90克，彩椒50克，蒜末、姜片、葱段各少许

●**调料**　盐3克，鸡粉3克，水淀粉9毫升，料酒8毫升，食用油适量

●**做法**

①胡萝卜、黄瓜、彩椒、茭白、鸡肉均切丁，鸡丁用盐、鸡粉、淀粉拌匀腌渍。

②热油爆香葱段、姜片、蒜末，倒入鸡丁、其余食材和调料炒熟，勾芡即可。

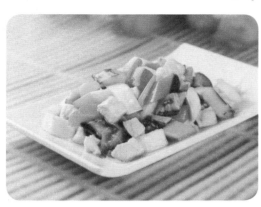

辣炒茭白

●**原料**　茭白180克，青椒、红椒各20克，姜片、蒜末、葱段各少许

●**调料**　盐3克，鸡粉2克，生抽、水淀粉、食用油各适量

●**做法**

①茭白切片；青椒、红椒均切小块，以上食材均入沸水中焯半分钟，捞出沥干。

②热油爆香葱段、姜片、蒜末，倒入食材翻炒匀，加适量盐、鸡粉、生抽炒匀，用水淀粉勾芡即可。

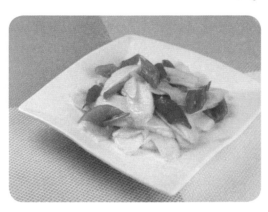

油焖茭白茶树菇

●**原料**　茭白100克，茶树菇100克，芹菜80克，蒜末、姜片、葱段各少许

●**调料**　盐3克，鸡粉3克，料酒10毫升，蚝油8毫升，水淀粉5毫升，食用油适量

●**做法**

①芹菜、茶树菇均切段，茭白切滚刀块。以上食材分别焯熟沥干待用。

②热油爆香姜片、蒜末，倒入茭白块、茶树菇段、料酒炒匀，加蚝油、盐、鸡粉、芹菜段、葱段炒匀，勾芡即可。

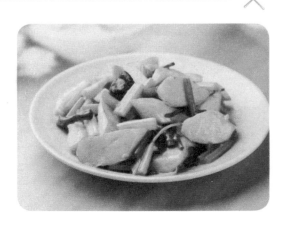

甲 鱼

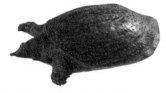

别　名	性味归经	推荐用量	热　量	蛋白质	脂　肪	胆固醇
鳖、水鱼、团鱼	味甘，性平；归肝经	每日50~100克	493千焦/100克	17.8克/100克	4.3克/100克	101毫克/100克

◎ 降脂关键

◎氨基酸、烟酸、铁。甲鱼肉具有很好的滋补、强身、补虚作用，能较好地净化血液，经常适量食用甲鱼，有助于降低血液中的胆固醇和甘油三酯含量，稳定血脂、减肥瘦身。

◎ 选购保存

甲鱼要选背部呈橄榄色，上有黑斑，腹部为乳白色的。已死的甲鱼不要购买。可以将甲鱼养在冰箱冷藏室的果盘盒内，既可以防止蚊子叮咬，又可延长甲鱼的存活时间。

◎ 食用注意

宰杀甲鱼时，可将甲鱼胆汁与水混合，涂在甲鱼全身，稍后用清水洗净后再烹调，即可除去甲鱼的腥味。

宜：疟疾、肺结核低热、贫血、脱肛、子宫脱垂、崩漏带下患者宜食甲鱼。

忌：孕妇、产后泄泻、脾胃阳虚、失眠者及胃肠炎、胃溃疡、胆囊炎等消化系统疾病患者应慎食甲鱼。

◎ 搭配宜忌

宜　甲鱼 ＋ 枸杞 ＝ 补肾强精

宜　甲鱼 ＋ 冬瓜 ＝ 降脂、减肥

忌　甲鱼 ＋ 柿饼 ＝ 不利于营养吸收

忌　甲鱼 ＋ 苋菜 ＝ 不利于消化

枸杞青蒿甲鱼汤

●**原料** 甲鱼块600克，枸杞10克，青蒿8克，地骨皮10克，姜片少许

●**调料** 鸡汁10毫升，料酒16毫升，盐2克，鸡粉2克

●**做法**

①甲鱼块入沸水汆烫，沥干。

②砂锅注水烧开，放入青蒿、地骨皮、姜片、枸杞和甲鱼块，淋入鸡汁、料酒煮30分钟至熟透。

③加盐、鸡粉搅匀调味，盛入汤碗中。

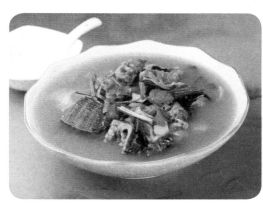

清炖甲鱼

●**原料** 甲鱼块400克，姜片、枸杞少许

●**调料** 盐、鸡粉各2克，料酒6毫升

●**做法**

①锅中注入适量清水烧烤，淋少许料酒，倒入甲鱼块大火煮2分钟，捞出沥干待用。

②砂锅中注入800毫升清水煮沸，倒入甲鱼块、枸杞、姜片、料酒搅拌，小火煲40分钟至熟透，加盐、鸡精调味即可。

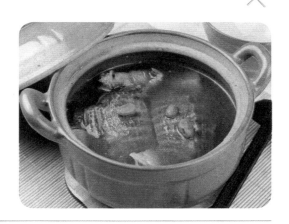

山药甲鱼汤

●**原料** 甲鱼块700克，山药130克，姜片45克，枸杞20克

●**调料** 料酒20毫升，盐2克，鸡粉2克

●**做法**

①山药去皮洗净切片；甲鱼块入沸水汆烫，沥干待用。

②砂锅注水烧开，放枸杞、姜片、甲鱼、料酒小火炖20分钟。放入山药再炖10分钟，至食材熟透，加盐、鸡粉搅匀调味，盛入汤碗中即可。

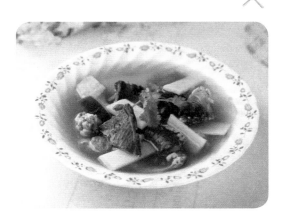

草鱼

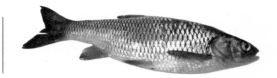

别名	性味归经	推荐用量	热量	蛋白质	脂肪	胆固醇
鲩鱼、草鲩	味甘，性温；归胃、肝经	每日50~100克	472千焦/100克	16.6克/100克	5.2克/100克	86毫克/100克

◎ 降脂关键

◎不饱和脂肪酸、硒。草鱼中丰富的不饱和脂肪酸，可以降低血液中低密度脂蛋白、胆固醇和甘油三酯含量，降低血液黏稠度，是高脂血症和心脑血管疾病患者很好的食物。

◎ 选购保存

将草鱼放入水中，游在水底层，而且鳃盖起伏呼吸均匀的为健康鲜活的草鱼。活草鱼宰杀洗净后，放冰箱冷冻，可保存较长时间。

◎ 食用注意

烹调草鱼时，无需放味精味道也很鲜美。炒草鱼肉片的时间不宜过长，用较低的油温将鱼肉炒至变白即可。

宜：高脂血症、冠心病、高血压、水肿、肺结核等症患者及体质虚弱、免疫力差者可常吃草鱼。

忌：高热不退和女性月经期间不宜大量吃草鱼。

◎ 搭配宜忌

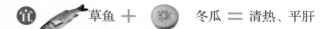

宜 草鱼 ＋ 冬瓜 ＝ 清热、平肝

宜 草鱼 ＋ 豆腐 ＝ 降脂、改善免疫力

忌 草鱼 ＋ 甘草 ＝ 影响药效

忌 草鱼 ＋ 咸菜 ＝ 升高血压、不利于健康

木瓜草鱼汤

●**原料**　草鱼肉300克，木瓜230克，姜片、葱花各少许

●**调料**　盐3克，鸡粉3克，水淀粉6毫升，炼乳、胡椒粉、食用油各适量

●**做法**

①木瓜去皮切片；草鱼肉切片，用盐、鸡粉、胡椒粉、水淀粉、食用油腌渍。

②热油倒入姜片、木瓜翻炒，添清水、炼乳煮沸，加盐、鸡粉、胡椒粉、鱼片煮熟，盛入碗中撒葱花即可。

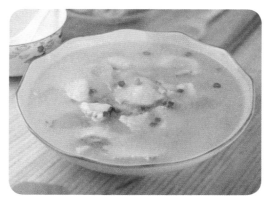

黄花菜蒸草鱼

●**原料**　草鱼肉400克，水发黄花菜200克，红枣20克，枸杞、姜丝、葱丝少许

●**调料**　蚝油6克，生粉15克，料酒7毫升，蒸鱼豉油、盐、鸡粉、香油适量

●**做法**

①红枣去核切块，黄花菜去蒂，草鱼切块，都装入盘中，撒姜丝、枸杞，加入所有调味料拌匀腌渍入味。

②入锅大火蒸10分钟至食材熟透，取出撒葱丝即可。

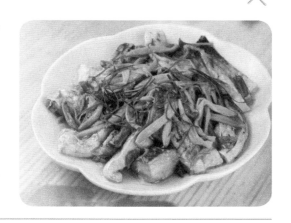

茶树菇草鱼汤

●**原料**　水发茶树菇90克，草鱼肉200克，姜片、葱花各少许

●**调料**　盐3克，鸡粉3克，胡椒粉2克，料酒5毫升，香油3毫升，水淀粉4毫升

●**做法**

①茶树菇去老根，入沸水焯1分钟沥干；草鱼切片，用料酒、盐、胡椒粉、水淀粉、香油拌匀腌渍10分钟。

②锅入水煮沸，倒入茶树菇、姜、香油、盐、鸡粉和鱼片，煮熟后撒葱花即可。

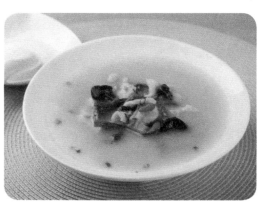

鲤鱼

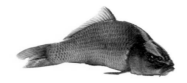

别 名	性味归经	推荐用量	热 量	蛋白质	脂 肪	胆固醇
白鲤、黄鲤、赤鲤	味甘,性平;归脾、肾、肺经	每日100克左右为宜	456千焦/100克	0.5克/100克	4.1克/100克	84毫克/100克

❀ 降脂关键

◎不饱和脂肪酸。鲤鱼脂肪含量不高,以液体形式存在,大部分是不饱和脂肪酸,有显著降低胆固醇作用。

❀ 选购保存

鲤鱼体呈纺锤形、青黄色,最好的鱼游在水的下层,呼吸时鳃盖起伏均匀。在鲤鱼的鼻孔滴一两滴白酒,然后把鱼放在通气的篮子里,上面盖一层湿布,在两三天内鱼不会死去。

❀ 食用注意

鲤鱼的胆汁有毒,生食或熟食都会引起中毒,从而出现胃肠症状、脑水肿、中毒性休克等,严重者还可致死亡。

宜: 鲤鱼适宜食欲低下、工作太累、情绪低落、胎动不安者,心脏性水肿、营养不良性水肿、脚气水肿、妊娠水肿、肾炎水肿、咳喘等病症患者食用。

忌: 红斑狼疮、痈疽疔疮、荨麻疹、支气管哮喘、小儿腮腺炎、血栓闭塞性脉管炎、恶性肿瘤、淋巴结核、皮肤湿疹等病症患者忌食。

❀ 搭配宜忌

宜 鲤鱼 ＋ 冬瓜 ＝ 可增强免疫

宜 鲤鱼 ＋ 香菇 ＝ 营养丰富

忌 鲤鱼 ＋ 鸡肉 ＝ 妨碍营养吸收

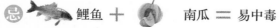

忌 鲤鱼 ＋ 南瓜 ＝ 易中毒

豉油蒸鲤鱼

●原料　净鲤鱼300克，姜片20克，葱条15克，彩椒丝、姜丝、葱丝各少许

●调料　盐3克，胡椒粉2克，蒸鱼豉油15毫升，食用油少许

●做法

①取蒸盘，摆上洗净的葱条，放上处理好的鲤鱼、姜片，撒少许盐腌渍。

②蒸盘放入蒸锅中，大火蒸至食材熟透。

③拣出调料，放姜丝、彩椒丝、葱丝，撒胡椒粉，浇热油，淋蒸鱼豉油即成。

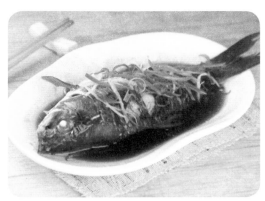

菠萝鲤鱼煲

●原料　鲤鱼1条，豆腐200克，菠萝100克

●调料　色拉油30克，盐少许，味精2克，葱段、姜片、香菜末各3克，高汤适量

●做法

①鲤鱼处理干净，斩块；豆腐洗净切块；菠萝去皮洗净，切块备用。

②净锅上火倒入色拉油，将葱段、姜片爆香，下入鲤鱼略炒，倒入高汤，下入豆腐块、菠萝块，调入盐、味精煲至食材熟透，撒入香菜即可。

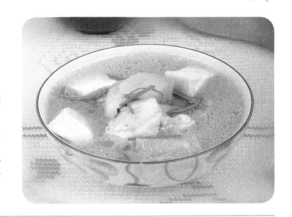

鲤鱼冬瓜煲

●原料　冬瓜300克，鲤鱼275克

●调料　食用油适量，盐6克，胡椒粉5克，葱段、姜片各3克，香油4克，香菜末2克，花椒8粒

●做法

①将冬瓜去皮、籽，洗净切成块；鲤鱼宰杀洗净，斩块备用。

②锅内放油，爆香葱段、姜片，放鲤鱼块烹炒，加水、盐、花椒煮沸，放冬瓜块煲至熟，放胡椒粉、香油搅匀，撒上香菜末即可。

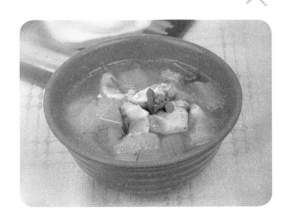

鳝鱼

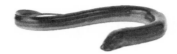

别　名	性味归经	推荐用量	热　量	蛋白质	脂　肪	胆固醇
黄鳝、长鱼	性温，味甘；归肝、脾、肾经	每日100克左右为宜	372千焦/100克	1.2克/100克	1.4克/100克	126毫克/100克

❋ 降脂关键

◎不饱和脂肪酸。鳝鱼中含有异常丰富的不饱和脂肪酸，有显著降低胆固醇的作用。鳝鱼还含有维生素B_1、维生素B_2及人体所需的多种氨基酸，都对血脂起到一定的调节作用。

❋ 选购保存

鳝鱼要挑选大而肥、体色为灰黄色的活鳝。鳝鱼最好现杀现烹。

❋ 食用注意

由于鳝鱼含有组织胺，死后会产生有害物质，不能烹调食用，特别是不宜食用死过半天以上的鳝鱼。所以买鳝鱼要活的，现宰现杀。

宜： 鳝鱼适宜身体虚弱、气血不足、风湿痹痛、四肢酸痛、高血脂、冠心病、动脉硬化、糖尿病患者食用。

忌： 瘙痒性皮肤病、痼疾宿病、支气管哮喘、淋巴结核、癌症、红斑性狼疮等患者忌食。

❋ 搭配宜忌

宜 鳝鱼 ＋ 青椒 ＝ 可降低血糖

宜 鳝鱼 ＋ 苹果 ＝ 治疗腹泻

忌 鳝鱼 ＋ 葡萄 ＝ 会影响钙的吸收

忌 鳝鱼 ＋ 黄瓜 ＝ 降低营养

薏米鳝鱼汤

●原料　鳝鱼120克，水发薏米65克，姜片少许
●调料　盐3克，鸡粉3克，料酒3毫升
●做法

①将处理干净的鳝鱼切块，装碗，加盐、鸡粉、料酒腌渍。

②汤锅中加水煮沸，放入洗好的薏米煮至熟软，放入鳝鱼、姜片，用小火续煮15分钟至食材熟烂，放入盐、鸡粉，拌匀调味即可。

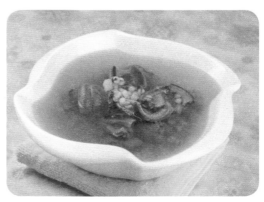

生蒸鳝鱼段

●原料　鳝鱼肉300克，红椒粒35克，姜片、蒜末、葱花各少许
●调料　盐2克，料酒3毫升，鸡粉2克，生粉6克，胡椒粉、生抽、食用油各适量
●做法

①鳝鱼肉洗净切段，装碗，放蒜末、姜片、红椒粒、盐、料酒、鸡粉、胡椒粉、生抽、生粉、食用油拌匀腌渍。

②入蒸锅，用中火蒸10分钟至熟。

③浇上少许热油，撒上葱花即可。

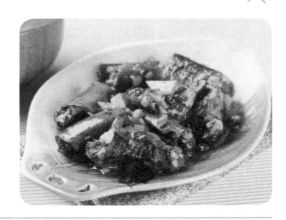

党参当归炖鳝鱼

●原料　鳝鱼肉250克，火腿片50克，党参、当归各10克，葱条、姜片各适量，鸡汤500毫升
●调料　盐2克，鸡粉2克，料酒10毫升
●做法

①鳝鱼肉洗净切块，汆水。

②鸡汤入锅煮沸，加料酒、葱条、姜片、火腿片、鳝鱼块、盐、鸡粉、胡椒粉搅匀。

③入蒸锅蒸至食材熟透，拣去葱段即可。

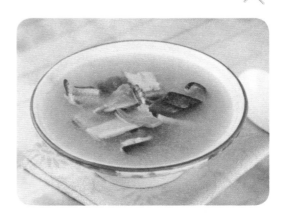

带鱼

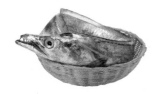

别　名	性味归经	推荐用量	热　量	蛋白质	脂　肪	胆固醇
裙带鱼、海刀鱼、刀鱼	性温，味甘；归肝、脾经	每日100克左右为宜	531千焦/100克	3.1克/100克	4.9克/100克	76微克/100克

降脂关键

◎不饱和脂肪酸。带鱼的脂肪含量高于一般鱼类，且多为不饱和脂肪酸，这种脂肪酸的碳链较长，具有降低胆固醇的作用。

选购保存

新鲜带鱼为银灰色，有光泽；将带鱼清洗干净，擦干，剁成大块，抹上一些盐和料酒，再放到冰箱冷冻，这样就可以长时间保存，并且还能腌制入味。如不冷冻，则需尽快食用。

食用注意

将带鱼放入80℃左右的水中烫10秒钟后，立即浸入冷水中，然后再用刷子刷或者用布擦洗一下，鱼鳞就会很容易去掉。

宜：带鱼适宜老人、儿童、孕产妇、短乏力、久病体虚、血虚头晕、营养不良及皮肤干燥者、高血脂患者食用。

忌：疥疮、湿疹等皮肤病、皮肤过敏、癌症、红斑性狼疮、痈疖疔毒、淋巴结核、支气管哮喘等病症者、肥胖者则忌食。

搭配宜忌

宜　🐟带鱼　＋　苦瓜　＝　保护肝脏

宜　🐟带鱼　＋　木瓜　＝　补气养血

忌　🐟带鱼　＋　菠菜　＝　不利于营养的吸收

忌　🐟带鱼　＋　南瓜　＝　引起中毒

芝麻带鱼

●**原料** 带鱼140克，熟芝麻20克，姜片、葱花各少许

●**调料** 盐3克，鸡粉3克，生粉、生抽、水淀粉、老抽、食用油各适量

●**做法**

①带鱼处理干净后切块，加调味料腌渍。

②热锅注油，放带鱼块炸至金黄色。锅底留油，加水、盐、鸡粉、生抽、水淀粉、老抽调成浓汁，放带鱼块拌炒匀，撒上葱花、熟芝麻即可。

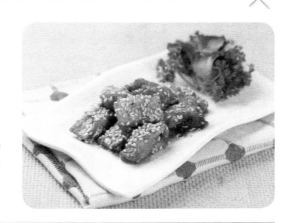

马蹄木耳煲带鱼

●**原料** 马蹄肉100克，水发木耳30克，带鱼110克，姜片、葱花各少许

●**调料** 盐2克，鸡粉2克，料酒、胡椒粉、食用油各适量

●**做法**

①将马蹄肉切块；洗好的木耳切块；洗净的带鱼切块，入油锅煎至焦黄色。

②砂锅中加水煮沸，放马蹄肉、木耳块煮熟，放姜片、料酒、带鱼，加盐略炖，加鸡粉、胡椒粉调匀，撒上葱花即可。

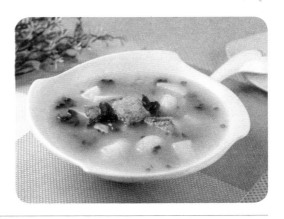

葱香带鱼

●**原料** 带鱼肉350克，姜片30克，葱花少许

●**调料** 盐3克，鸡粉2克，鱼露3毫升，料酒6毫升，食用油少许

●**做法**

①带鱼肉洗净切大段，打花刀，放姜片、鱼露、盐、鸡粉、料酒腌渍。

②起油锅，将姜片爆香，下入腌渍好的带鱼煎熟，起锅装盘后撒上葱花即可。

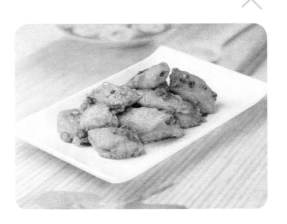

鳕鱼

别 名	性味归经	推荐用量	热 量	蛋白质	脂 肪	胆固醇
鳕狭、明太鱼、大头青、大口鱼	味甘，性平；归脾、胃经	每次50克为宜	368千焦/100克	20.4克/100克	0.5克/100克	114毫克/100克

☯ 降脂关键

◎镁。鳕鱼中的镁对心血管系统有很好的保护作用，可减少血液中胆固醇的含量，防止动脉硬化，同时还能扩张冠状动脉，增加心肌供血量。

☯ 选购保存

首先看鳕鱼的表面，表面上如果是一层薄薄的冰，就证明是一次冻成的。如果冰厚的话，说明可能加过水或是经过二次加工了。一次冻成的更好一些。鳕鱼不可离开冰箱太久，否则肉质会变坏。

☯ 食用注意

鳕鱼的最佳烹饪方法为清蒸，清蒸鳕鱼被称为餐桌上的"瘦身专家"。做法简单又营养丰富的清蒸鳕鱼是高血脂患者的最佳选择。切鳕鱼片时，一定要用推拉刀切，鱼片才不会被切破。

宜：鳕鱼适宜生长发育期的婴幼儿、青少年以及夜盲症患者食用。

忌：痛风、尿酸过高患者忌食。

☯ 搭配宜忌

宜 鳕鱼 ＋ 豆腐 ＝ 促进钙的吸收

宜 鳕鱼 ＋ 咖喱 ＝ 易消化且营养丰富

宜 鳕鱼 ＋ 圆椒 ＝ 增进食欲

忌 鳕鱼 ＋ 高盐食物 ＝ 降低钾的功效

四宝鳕鱼丁

●**原料**　鳕鱼肉200克，胡萝卜丁、豌豆、玉米粒、香菇丁各80克，蒜末少许

●**调料**　盐3克，鸡粉2克，料酒5毫升，水淀粉、食用油各适量

●**做法**

①蔬菜丁焯水备用；鳕鱼肉洗净切丁，放盐、鸡粉、水淀粉腌渍，入锅略煎。

②用油起锅，爆香蒜末，放入焯过水的食材，炒匀，再放鳕鱼丁，加盐、鸡粉、料酒，翻炒至熟，用水淀粉勾芡即可。

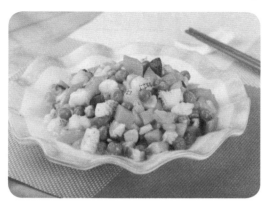

香菇蒸鳕鱼

●**原料**　鳕鱼肉200克，香菇40克，泡小米椒15克，姜丝、葱花各少许

●**调料**　料酒4毫升，盐、蒸鱼豉油各适量

●**做法**

①香菇洗净切条；鳕鱼肉洗净，放料酒、盐拌匀，放上香菇条，再放入切碎的小米椒、姜丝，入蒸锅，蒸至食材熟透。

②取出鳕鱼，浇上少许蒸鱼豉油，撒上葱花即可。

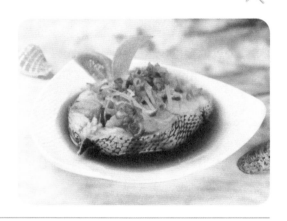

鳕鱼蒸鸡蛋

●**原料**　鳕鱼100克，鸡蛋2个，南瓜150克

●**调料**　盐1克

●**做法**

①南瓜去皮洗净切片，鸡蛋打散调匀。

②南瓜片、鳕鱼共入蒸锅蒸熟，取出后压烂，剁成泥。

③在蛋液中放入部分南瓜鳕鱼泥，放少许盐搅匀，将拌好的材料装入另一个碗中，放在烧开的蒸锅内，用小火蒸8分钟取出，再放上剩余的鳕鱼肉即可。

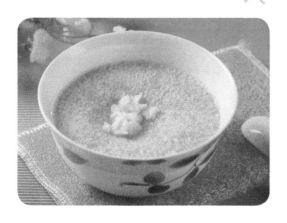

金枪鱼

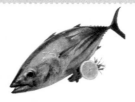

别 名	性味归经	推荐用量	热 量	蛋白质	脂 肪	胆固醇
鲔鱼、吞拿鱼	性平，味甘、咸；归肝、肾经	每次50克为宜	414千焦/100克	23.5克/100克	0.6克/100克	51毫克/100克

❀ 降脂关键

◎EPA、DHA、蛋白质、牛磺酸。金枪鱼中的EPA、蛋白质、牛磺酸均有降低胆固醇的功效，能有效地减少血液中的"坏胆固醇"，增加"好胆固醇"，从而预防因胆固醇含量高所引起的疾病。

❀ 选购保存

要到正规的商场、超市购买金枪鱼，辨识正规厂商的生产标志。用一氧化碳处理过的金枪鱼色泽鲜艳、呈粉红色，表面无油感、显水性，食用时不会随时间而变色，用手触摸无弹性，口感也较差，不宜选择。

❀ 食用注意

金枪鱼肉低脂肪、低热量，还有优质的蛋白质和其他营养素，食用金枪鱼食品，不但可以保持苗条的身材，而且可以平衡身体所需要的营养，是现代女性轻松减肥的理想选择。

宜：金枪鱼适宜气血不足、身体虚弱者或心脑血管疾病者食用。

忌：慢性皮肤病，淋巴结核，肝硬化患者及孕妇、哺乳期女性、幼儿忌食。

❀ 搭配宜忌

宜 金枪鱼 ＋ 绿叶蔬菜 ＝ 营养互补

宜 金枪鱼 ＋ 醋 ＝ 开胃消食

忌 金枪鱼 ＋ 黄瓜 ＝ 不利于蛋白质的吸收

忌 金枪鱼 ＋ 牛奶 ＝ 易导致腹泻

金枪鱼寿司

●原料　金枪鱼80克，寿司饭120克，紫苏叶2片
●调料　酱油、醋各适量，芥辣5克
●做法

①金枪鱼肉洗净，切片；紫苏叶洗净，擦干水，垫在盘中。
②手洗净，将寿司饭捏成团，放在紫苏叶上，再将金枪鱼片放在饭团上。
③食用时，蘸酱油、醋、芥辣即可。

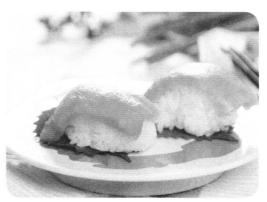

金枪鱼卷

●原料　米饭150克，金枪鱼40克，烤紫菜1张
●调料　寿司醋、绿芥末、日本酱油各适量
●做法

①米饭与寿司醋拌匀成寿司饭；金枪鱼解冻，切片。
②将烤紫菜摊平，放上寿司饭，涂一层绿芥末。放入金枪鱼卷好，分切成6段。
③食用时，蘸取日本酱油即可。

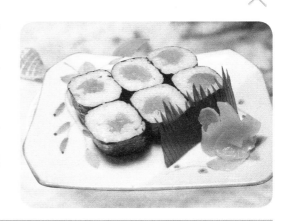

金枪鱼大蒜粥

●原料　金枪鱼50克，大米100克
●调料　大蒜5瓣，盐3克，味精2克，姜丝、葱花、香油各适量
●做法

①大米淘洗干净，加水浸泡35分钟；鱼肉切片，抹盐略腌；大蒜洗净切末。
②锅置火上，放入大米，加适量清水煮至五成熟。
③放入鱼片、姜丝、蒜末煮至米粒开花，加盐、味精、香油调匀，撒上葱花即可。

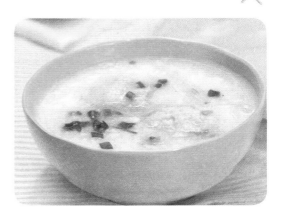

牡蛎

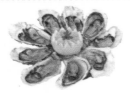

别　名	性味归经	推荐用量	热　量	蛋白质	脂　肪	胆固醇
蛎黄、蚝白、生蚝	性凉，味咸、湿；归肝、肾经	每日30~50左右为宜	305千焦/100克	8.2克/100克	2.1克/100克	100毫克/100克

◎ 降脂关键

◎维生素、矿物质及多种微量元素。牡蛎富含维生素、矿物质及多种微量元素，特别是牛磺酸能够降低人体血压和血清胆固醇。牡蛎中的氨基乙磺酸又有降低血胆固醇浓度的作用，因此，食牡蛎可预防动脉硬化。

◎ 选购保存

买牡蛎时，要购买外壳完全封闭的牡蛎，不要挑选外壳已经张开的。保存牡蛎宜用清水浸泡活养。

◎ 食用注意

牡蛎含有丰富的核酸，核酸在蛋白质合成中起着重要的作用，所以，常食牡蛎，可以延缓皮肤的老化，减少皱纹。

宜：牡蛎适宜糖尿病、干燥综合征、高血压、动脉硬化、高血脂患者食用，也适合体质虚弱的儿童，肺门淋巴结核、颈淋巴结核、瘰疬、阴虚烦热失眠、心神不安等患者以及癌症患者放疗、化疗后食用。

忌：由于牡蛎性凉，脾胃虚寒的人不宜食用。

◎ 搭配宜忌

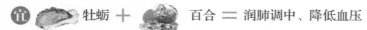

宜 牡蛎 ＋ 百合 ＝ 润肺调中、降低血压

宜 牡蛎 ＋ 发菜 ＋ 猪肉 ＝ 滋阴润阳、润肠通便

忌 牡蛎 ＋ 糖 ＝ 会导致胸闷、气短

忌 牡蛎 ＋ 山楂 ＝ 引起肠胃不适

牡蛎粥

●**原料** 水发紫米、水发大米各80克，牡蛎肉100克，姜片、香菜末、葱花各少许

●**调料** 盐、胡椒粉、料酒、香油各适量

●**做法**

①牡蛎肉洗净入碗，放姜片、盐、料酒拌匀腌渍10分钟。

②砂锅中注水烧开，倒入洗净的大米、紫米拌匀，煮至米粒开花，倒入牡蛎肉煮沸，加盐、胡椒粉、香油搅匀调味，撒上香菜末、葱花即可。

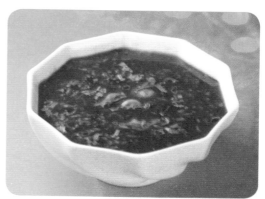

姜葱牡蛎

●**原料** 牡蛎肉180克，彩椒片、红椒片各35克，姜片、蒜末、葱段各少许

●**调料** 盐3克，鸡粉2克，白糖、生粉、料酒、生抽、水淀粉、食用油各适量

●**做法**

①牡蛎肉洗净，汆水，加生抽拌匀，滚上生粉腌渍，入油锅炸至呈微黄色。

②锅底留油，放姜片、蒜末、红椒片、彩椒片爆香，放牡蛎肉、葱段和调味料快速炒匀，水淀粉勾芡即可。

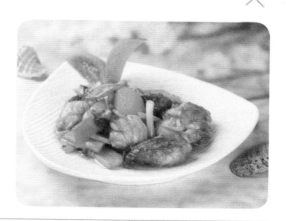

牡蛎茼蒿炖豆腐

●**原料** 豆腐200克，茼蒿100克，牡蛎肉90克，姜片、葱段各少许

●**调料** 盐3克，鸡粉2克，料酒4毫升，生抽5毫升，水淀粉、食用油各适量

●**做法**

①洗净所有食材，茼蒿切段，豆腐切块，分别焯水；牡蛎洗净汆水捞出，沥干。

②用油起锅，放姜片、葱段爆香，放牡蛎，加料酒、茼蒿段、豆腐块炒熟。

③放调料调味，水淀粉勾芡即可。

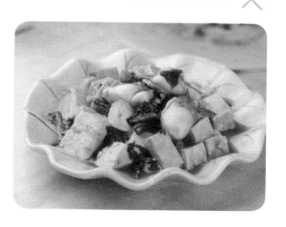

蛤 蜊

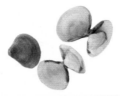

别 名	性味归经	推荐用量	热 量	蛋白质	脂 肪	胆固醇
海蛤、文蛤	性寒，味咸；归胃经	每日100克左右为宜	259千焦/100克	10.1克/100克	1.1克/100克	156微克/100克

☻ 降脂关键

◎不饱和脂肪酸、优质蛋白质。蛤蜊肉中含有的多种不饱和脂肪酸，兼有抑制胆固醇在肝脏合成和加速排泄胆固醇的作用，从而使人体的血胆固醇含量下降。蛤蜊还有滋阴作用，有助于改善高脂血症患者常见的困倦、疲乏症状。

☻ 选购保存

鲜活的蛤蜊在安静的水中会伸出斧足，触之立刻回缩、壳紧闭，如无反应或始终紧闭的可能为死蛤蜊，不能食用。活蛤蜊可煮熟取肉，冷冻可保持味道鲜美。

☻ 食用注意

购买的蛤蜊，可放在清水中，加少许盐或醋，促使蛤蜊吐出泥沙后再烹调。

宜： 高脂血症、冠心病、动脉硬化、淋巴结肿大、营养不良、体质虚弱、阴虚盗汗、肺结核患者可常吃蛤蜊。

忌： 风寒感冒、阳虚体质、脾胃虚寒、腹泻便溏、寒性胃痛腹痛者及月经期的女性、产妇不宜食用蛤蜊。

☻ 搭配宜忌

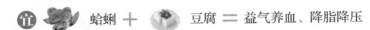

宜 蛤蜊 ＋ 豆腐 ＝ 益气养血、降脂降压

宜 蛤蜊 ＋ 绿豆芽 ＝ 清热解暑、利水消肿

忌 蛤蜊 ＋ 芹菜 ＝ 不利于营养吸收

忌 蛤蜊 ＋ 柑橘 ＝ 不利于营养吸收

蛤蜊豆腐炖海带

●**原料**　蛤蜊300克，豆腐200克，水发海带100克，姜片、蒜末、葱花各少许

●**调料**　盐3克，鸡粉2克，料酒、生抽各4毫升，水淀粉、香油各适量

●**做法**

①豆腐、海带均切块，入沸水焯熟，沥干。

②热油爆香蒜末、姜片，倒入豆腐块、海带块、料酒、生抽翻炒匀，加清水煮沸。

③倒入蛤蜊煮至熟透，加盐、鸡粉调味，勾芡后淋少许香油，撒入葱花，装盘即可。

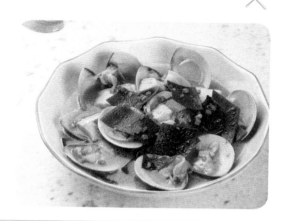

葫芦瓜炒蛤蜊

●**原料**　葫芦瓜350克，彩椒45克，蛤蜊230克，蒜末、姜片、葱段各少许

●**调料**　盐2克，鸡粉2克，蚝油10克，料酒10毫升，水淀粉5毫升

●**做法**

①蛤蜊分开，去内脏；葫芦瓜切厚片；彩椒切小块；分别沸水焯熟，沥干。

②热油爆香姜片、蒜末、葱段，倒入食材炒匀，加蚝油、料酒炒香，加盐、鸡粉调味，用水淀粉勾芡即可装盘。

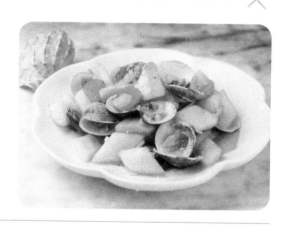

丝瓜炒蛤蜊

●**原料**　蛤蜊170克，丝瓜90克，彩椒40克，姜片、蒜末、葱段各少许

●**调料**　豆瓣酱15克，盐、鸡粉各2克，生抽2毫升，料酒4毫升，水淀粉适量

●**做法**

①蛤蜊去内脏洗净，用沸水焯半分钟，捞出沥干；丝瓜、彩椒均切小块。

②热油爆香葱段、姜片、蒜末，倒入彩椒块、丝瓜块、蛤蜊、料酒炒匀，加清水和其他调味料煮至食材熟透，勾芡装盘。

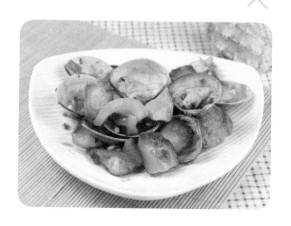

海 参

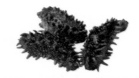

别 名	性味归经	推荐用量	热 量	蛋白质	脂 肪	胆固醇
刺参、海鼠	性温，味咸；归心、肾经	每日10克为宜（干品）	1096千焦/100克（干品）	50.2克/100克	4.8克/100克	62毫克/100克

◎ 降脂关键

◎优质蛋白质、钙、镁。海参的胆固醇含量很低，是典型的高蛋白、低脂肪、低胆固醇食物，而且其中含有丰富的钙、镁，有促进脂质代谢、降低血胆固醇含量、减少脂肪堆积、保护心脑血管的作用。

◎ 选购保存

优质海参个体大、皮薄、个头整齐，肉质肥厚，形体完整，肉刺多、齐全无损伤，外表结晶有光泽，颜色纯正，无虫蛀斑，泡发率约为10~15倍。干海参应放于干燥、避光处保存，冰鲜或盐水海参可冷藏保存，并尽快吃完。

◎ 食用注意

泡发海参时，使用的容器一定不能沾有油污，否则会使海参发生自溶现象。

宜： 高血脂、高血压、冠心病、肝炎、胃溃疡、肾虚阳痿、腰膝无力、骨质疏松等症的患者可常吃海参。

忌： 急性肠炎、细菌性痢疾、感冒咳喘痰多、大便溏薄、出血兼有瘀滞及湿邪阻滞的患者忌食海参。

◎ 搭配宜忌

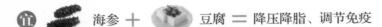

宜   海参 ＋ 豆腐 ＝ 降压降脂、调节免疫

宜   海参 ＋ 菠菜 ＝ 滋阴润燥、益气养血

忌   海参 ＋ 葡萄 ＝ 不利于营养吸收

忌   海参 ＋ 醋 ＝ 降低海参口感

参杞烧海参

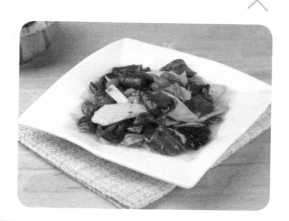

●原料 党参12克，冬笋70克，枸杞8克，水发海参300克，姜片、葱段各少许

●调料 白醋8毫升，料酒8毫升，生抽4毫升，盐2克，鸡粉2克，水淀粉4毫升

●做法

①冬瓜去皮切片，海参切块。砂锅中注入清水煮沸，放入党参煮10分钟取汁备用。

②热油锅爆香葱段、姜片，倒入海参、料酒炒香，加生抽、冬笋、药汁煮沸。放盐、鸡粉调味，加入枸杞，勾芡炒匀装盘。

葱爆海参

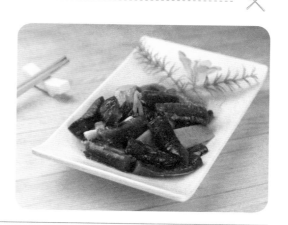

●原料 海参300克，葱段50克，姜片40克，高汤200毫升

●调料 盐、鸡粉各3克，白糖2克，蚝油、料酒、生抽、水淀粉、食用油适量

●做法

①海参切条，入沸水焯1分钟，沥干。

②热油爆香姜片、部分葱段，放入海参、料酒炒香。倒入高汤、蚝油、生抽、盐、鸡粉、白糖炒匀，放入剩余葱段翻炒片刻，勾芡装盘即可。

干贝烧海参

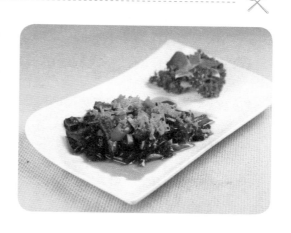

●原料 水发海参140克，干贝15克，红椒圈、姜片、葱段、蒜末各少许

●调料 豆瓣酱10克，盐3克，鸡粉2克，蚝油4克，料酒5毫升，食用油、水淀粉各适量

●做法

①海参切块，入沸水焯熟；干贝切碎，入油锅炸半分钟，沥干待用。

②热油爆香葱段、姜片、蒜末和红椒圈，倒入海参翻炒，加所有调料炒至食材熟透，勾芡装盘，撒上干贝即可。

木耳

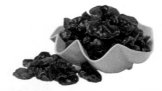

别　名	性味归经	推荐用量	热　量	蛋白质	脂　肪	胆固醇
树耳、木蛾、黑菜	性平，味甘；归肺、胃、肝经	每日15克（干品）左右为宜	88千焦/100克	1.5克/100克	0.2克/100克	-

❊ 降脂关键

　　◎卵磷脂。木耳富含的卵磷脂可使体内脂肪呈液质状态，有利于脂肪在体内完全消耗，可降低血脂和防止胆固醇在体内沉积。

❊ 选购保存

　　优质木耳乌黑光润，其背面略呈灰白色，体质轻松，身干肉厚，朵形整齐，表面有光泽，耳瓣舒展，朵片有弹性，嗅之有清香之气。

❊ 食用注意

　　木耳质地柔软、口感细嫩、味道鲜美、风味特殊，是一种营养丰富的著名食用菌；可素可荤，不但为菜肴大添风采，而且能养血驻颜、祛病延年。

　　宜：木耳适合心脑血管疾病、结石症患者食用，特别适合缺铁的人士、矿工、冶金工人、纺织工、理发师食用。

　　忌：有出血性疾病、腹泻者的人应不食或少食，孕妇不宜多吃。

❊ 搭配宜忌

宜 木耳 ＋ 绿豆 ＝ 可降压消暑

宜 木耳 ＋ 红枣 ＝ 补血

忌 木耳 ＋ 茶 ＝ 不利于铁的吸收

忌 木耳 ＋ 田螺 ＝ 不利于消化

木耳炒百合

●原料　水发木耳50克，鲜百合40克，胡萝卜70克，姜片、蒜末、葱段各少许

●调料　盐3克，鸡粉2克，料酒3毫升，生抽4毫升，水淀粉、食用油各适量

●做法

①胡萝卜去皮洗净切片；木耳切成小块，焯水备用；百合洗净备用。

②用油起锅，放姜片、蒜末爆香，放百合、料酒、焯煮好的食材炒熟。加盐、鸡粉、生抽炒匀，用水淀粉勾芡即成。

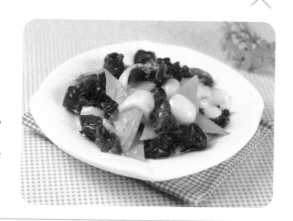

木耳炒鱼片

●原料　草鱼肉120克，水发木耳50克，彩椒块40克，姜片、葱段、蒜末各少许

●调料　盐3克，鸡粉2克，料酒5毫升，水淀粉、食用油各适量

●做法

①木耳洗净切小块；草鱼肉洗净切片，加调料腌渍，入油锅滑油捞出。

②锅底留油，放姜片、蒜末、葱段爆香，放彩椒块、木耳块、草鱼片炒匀，淋料酒，加鸡粉、盐炒匀，水淀粉勾芡即可。

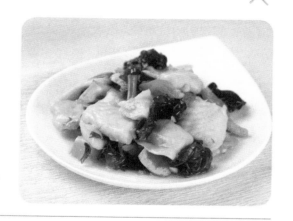

胡萝卜炒木耳

●原料　泡发黑木耳50克，胡萝卜90克，葱丝15克，姜丝、蒜末各少许

●调料　盐3克，鸡粉2克，料酒2毫升，水淀粉、生抽、食用油各适量

●做法

①胡萝卜、木耳均洗净切丝，焯水。

②用油起锅，放姜丝、蒜末爆香，倒入焯好的食材，淋料酒，加盐、鸡粉、生抽炒匀，倒入适量水淀粉勾芡，放入葱丝，炒香即可。

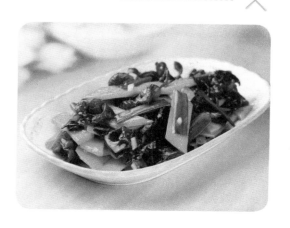

银耳

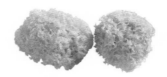

别 名	性味归经	推荐用量	热 量	蛋白质	脂 肪	胆固醇
白木耳、雪耳	性平，味甘；归肺、胃、肾经	每次20克为宜	837千焦/100克	10克/100克	1.4克/100克	—

◎ 降脂关键

◎膳食纤维。银耳内含有大量的膳食纤维，可以刺激胃肠蠕动，帮助胆固醇排出体外。银耳中的多糖体可抑制血小板聚集，预防血栓，保护血管环境，避免胆固醇附着，同时还能抗肿瘤。

◎ 选购保存

宜选购嫩白晶莹、略带乳黄的银耳。干品要注意防潮，保存用塑料袋装好，封严，常温或冷藏保存均可。

◎ 食用注意

熟的银耳汤不能久放，隔夜的银耳汤最好不要喝。因为银耳汤煮熟后，如存放时间过长，在细菌分解作用下，硝酸盐会还原成为亚硝酸盐类，对人体不利。

宜：银耳适宜虚劳咳嗽、肺痈、肺结核、心悸失眠、神经衰弱、高血脂、高血压等患者食用。

忌：患有咯血、呕血、便血、支气管扩张咯血和十二指肠溃疡并发呕血、黑便等病人忌食。

◎ 搭配宜忌

宜 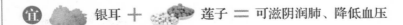 银耳 ＋ 莲子 ＝ 可滋阴润肺、降低血压

宜 银耳 ＋ 鸽蛋 ＝ 补肾润肺

忌 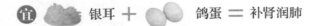 银耳 ＋ 菠菜 ＝ 会破坏维生素C

忌 银耳 ＋ 蛋黄 ＝ 不利消化

银耳菠菜粥

●原料　水发银耳150克，菠菜30克，大米100克

●调料　白糖适量

●做法

①菠菜切除根部，洗净切成小段备用；银耳去根部切小朵；大米淘洗干净。

②锅内注水，下入大米煮沸至大米八成熟，加入银耳、菠菜段，转小火熬至食材熟透。

③加入适量白糖调味即可食用。

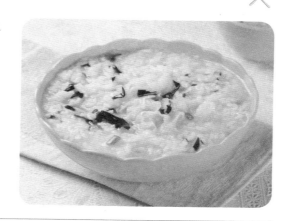

胡萝卜银耳汤

●原料　胡萝卜200克，水发银耳160克，冰糖30克

●做法

①胡萝卜去皮洗净，切滚刀块；银耳洗净切去根部，切小块。

②砂锅中注水烧开，放胡萝卜块、银耳块，煮沸后转小火炖至银耳熟软。

③加冰糖拌匀，小火再炖煮约5分钟，至冰糖完全溶化后略微搅拌，关火后盛出即可。

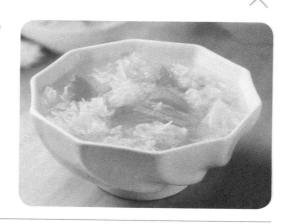

雪莲果百合银耳糖水

●原料　水发银耳100克，雪莲果90克，冰糖40克，百合20克，枸杞10克

●做法

①将洗净的银耳切小块，洗净去皮的雪莲果切成小块。

②砂锅中注水烧开，倒入切好的银耳块、雪莲果块，放入洗净的百合、枸杞搅匀，煮沸后用小火煮至食材熟软。

③倒入备好的冰糖，搅拌匀转大火续煮片刻，至糖分完全溶化即成。

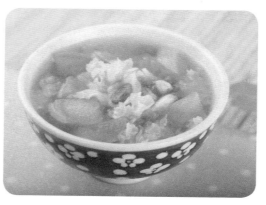

香 菇

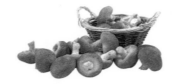

别 名	性味归经	推荐用量	热 量	蛋白质	脂 肪	胆固醇
菊花菇、合蕈	性平，味甘；归脾、胃经	每次4~8朵	80千焦/100克	2.2克/100克	0.3克/100克	–

☀ 降脂关键

◎香菇嘌呤、天门冬素、天门冬氨酸。香菇所含有的香菇嘌呤可防止脂质在动脉壁沉积，能够有效降低胆固醇、甘油三酯。香菇中的天门冬素和天门冬氨酸，具有降低血脂、维护血管的功能。

☀ 选购保存

选购以菇味香浓，菇肉厚实，菇面平滑，大小均匀，色泽黄褐或黑褐，菇面稍带白霜，菇褶紧实细白，菇柄短而粗壮，干燥，不霉，不碎的为佳。干香菇应放在干燥、低温、避光、密封的环境中储存，新鲜的香菇要放在冰箱里冷藏。

☀ 食用注意

发好的香菇要放在冰箱里冷藏才不会损失营养；泡发香菇的水不要倒掉，很多营养物质都溶在水中。

宜： 香菇适宜肝硬化、高血压、糖尿病、癌症、肾炎、气虚、贫血、痘疹透发不畅、佝偻病患者食用。

忌： 慢性虚寒性胃炎患者、痘疹已透发之人忌食。

☀ 搭配宜忌

宜　香菇 ＋ 牛肉 ＝ 可补气养血

宜　香菇 ＋ 猪肉 ＝ 促进消化

宜　香菇 ＋ 猪腰 ＝ 增进食欲

忌　香菇 ＋ 螃蟹 ＝ 会引起结石

香菇扒油麦菜

●原料　油麦菜400克，香菇70克，彩椒丝50克，姜片、蒜末各少许

●调料　盐3克，鸡粉2克，蚝油6克，生抽4毫升，水淀粉、食用油各适量

●做法

①洗净所有食材，油麦菜切开，焯水至熟，装盘；香菇切块，焯水至熟软，摆盘备用。

②用油起锅，加适量水，放香菇，加盐、鸡粉、蚝油、生抽煮沸，用水淀粉勾芡。

③淋在油麦菜上，撒上彩椒丝即成。

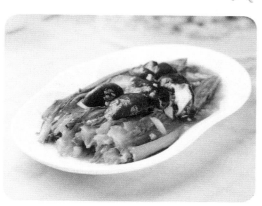

素炒香菇西芹

●原料　西芹95克，彩椒块45克，鲜香菇30克，胡萝卜片、蒜末、葱段各少许

●调料　盐3克，鸡粉、水淀粉、食用油各适量

●做法

①洗净所有食材，香菇切粗丝，西芹切段。

②所有食材入沸水焯至断生，捞出。

③用油起锅，放蒜末、葱段爆香，倒入焯过水的食材翻炒，加盐、鸡粉调味，用水淀粉勾芡即可。

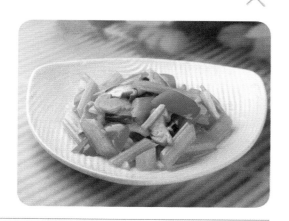

香菇薏米粥

●原料　香菇35克，水发薏米60克，水发大米85克，葱花少许

●调料　盐2克，鸡粉2克，食用油适量

●做法

①香菇洗净，切成丁。

②砂锅中注水烧开，放入薏米、大米搅匀，加适量食用油煮沸，小火煮至食材熟软，放香菇续煮15分钟。

③放盐、鸡粉，拌匀调味，盛出煮好的粥，装入碗中，再放上葱花即可。

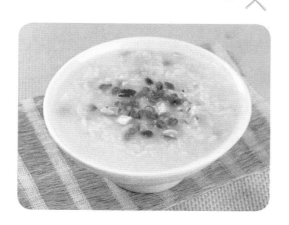

金针菇

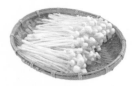

别 名	性味归经	推荐用量	热 量	蛋白质	脂 肪	胆固醇
金钱菌、冻菌、金菇	性凉，味甘滑；归脾、大肠经	每餐50克为宜	109千焦/100克	2.4克/100克	0.4克/100克	—

☺ 降脂关键

◎锌元素。金针菇含有丰富的锌元素，可帮助胆固醇下降，适合高血脂患者食用。

☺ 选购保存

新鲜的金针菇以未开伞、菇体洁白如玉、菌柄挺直、均匀整齐、无褐根、基部少粘连为佳。手感黏湿，菇体虫蛀，带泥沙杂质者为次。晒干、用塑料袋包好，可以保存一段时间。

☺ 食用注意

将金针菇择洗干净，放入沸水锅内汆一下捞起，凉拌、炒、炝、熘、烧、炖、煮、蒸、做汤均可，亦可作为荤素菜的配料使用；金针菇一定要煮熟再吃，否则容易引起中毒。

宜：一般人群及气血不足、营养不良的老人、儿童，产妇及癌症、肝脏病、胃肠道溃疡、心脑血管疾病患者均适宜食用。

忌：由于金针菇性凉，所以脾胃虚寒者慎食。

☺ 搭配宜忌

宜 金针菇 ＋ 豆腐 ＝ 可降脂降压

宜 金针菇 ＋ 鸡肉 ＝ 健脑益智

宜 金针菇 ＋ 猪肝 ＝ 补益气血

忌 金针菇 ＋ 驴肉 ＝ 会引起心痛

金针菇拌黄瓜

●原料　金针菇110克，黄瓜90克，胡萝卜40克，蒜末、葱花各少许

●调料　盐3克，陈醋3毫升，生抽5毫升，鸡粉、辣椒油、香油各适量

●做法

①洗净所有食材，黄瓜、胡萝卜均切丝；金针菇去根，入沸水中焯熟。

②将黄瓜丝倒入碗中，放盐、金针菇、胡萝卜丝、蒜末、葱花、鸡粉、陈醋、生抽、少许辣椒油、香油拌匀即可。

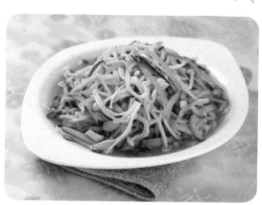

金针菇拌芹菜

●原料　金针菇100克，胡萝卜90克，芹菜50克，蒜末少许

●调料　盐、白糖各2克，生抽6毫升，陈醋12毫升，香油适量

●做法

①洗净所有食材，金针菇切去根部；去皮的胡萝卜切丝；芹菜切段。分别入沸水中焯熟，捞出备用。

②所有食材放入碗中，放蒜末、盐、白糖、生抽、陈醋、香油拌匀即可。

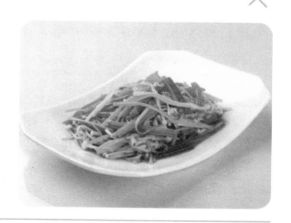

菠菜拌金针菇

●原料　菠菜200克，金针菇180克，彩椒丝50克，蒜末少许

●调料　盐3克，鸡粉少许，陈醋8毫升，香油适量

●做法

①洗净所有食材，金针菇去根部，菠菜去根部切段，焯水至食材熟软，捞出沥干。

②所有食材入碗，放入彩椒丝、蒜末，加入少许盐、鸡粉、适量陈醋、少许香油，拌匀即可。

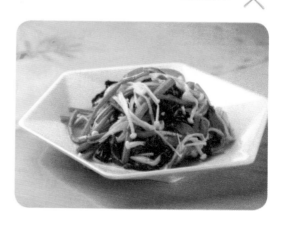

黑 米

别 名	性味归经	推荐用量	热 量	蛋白质	脂 肪	胆固醇
乌米	味甘,性平;归脾、胃经	每餐50克	1393千焦/100克	9.4克/100克	2.5克/100克	—

❂ 降脂关键

◎花色苷类化合物、不饱和脂肪酸。黑米的提取物花色苷类化合物和不饱和脂肪酸可显著降低血清总甘油三酯、总胆固醇、低密度脂蛋白的浓度,从而有效降低血脂水平,改善血脂代谢,降低动脉粥样硬化的危险性,预防心血管疾病。

❂ 选购保存

以有光泽,米粒大小均匀,很少有碎米、爆腰(米粒上有裂纹),无虫,不含杂质的为佳。

❂ 食用注意

黑米外部有坚韧的种皮包裹,不易煮烂,若不煮烂其营养成分未溶出,多食易引起急性肠胃炎,因此应先浸泡12小时再煮。淘洗黑米时切忌用力揉搓,否则容易使黑米表皮的色素溶于水中,导致营养元素的流失。因此,在清洗时轻轻淘洗即可。

宜: 黑米适宜产后血虚、病后体虚者,贫血者,肾虚者,年少须发早白者食用。

忌: 脾胃虚弱的小儿或老年人不宜多吃。

❂ 相宜搭配

宜　黑米 ＋ 大米 ＝ 开胃益中、暖脾明目

宜　黑米 ＋ 生姜 ＝ 降胃火

宜　黑米 ＋ 红豆 ＝ 气血双补

宜　黑米 ＋ 莲子 ＝ 补肝益肾、丰肌润发

黑米杂粮小窝头

●**原料** 黑米粉100克，玉米粉90克，黄豆粉100克，酵母5克

●**调料** 盐1克，食用油少许

●**做法**

①往黑米粉和玉米粉中加入酵母、温水，揉搓成面团。

②蒸盘刷上食用油，面团揉成圆锥状，底部掏一小孔制窝头生坯，置蒸盘上。

③蒸盘放入水温为30℃的蒸锅，发酵20分钟，大火蒸10分钟至生坯熟透即可食用。

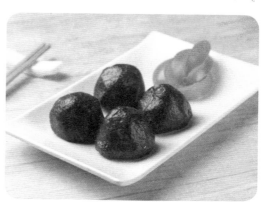

黑米杂粮饭

●**原料** 黑米、荞麦、绿豆各50克，燕麦40克，鲜玉米粒90克，熟枸杞少许

●**做法**

①把准备好的食材放入碗中，加入清水，清洗干净；将洗好的杂粮捞出，装入另一个碗中，倒入适量清水。

②将装有食材的碗放入烧开的蒸锅中，盖上盖，用中火蒸40分钟，至食材熟透，揭盖，把蒸好的杂粮饭取出，放上熟枸杞点缀，稍放凉即可食用。

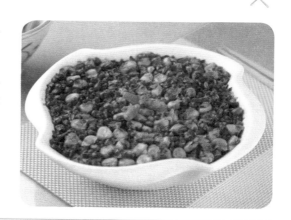

薏米黑米豆浆

●**原料** 水发黄豆、水发黑豆各100克，水发薏米90克，水发黑米80克

●**调料** 白糖7克

●**做法**

①洗净的黄豆、黑豆加适量清水榨成豆汁，隔渣袋过滤去除豆渣，留汁待用。

②洗净的薏米、黑米加入豆汁，用搅拌机搅拌至米粒呈碎末状即成生豆浆。

③生豆浆大火煮约1分钟后去浮沫，沸腾后加白糖拌匀，用中火续煮至糖溶化。

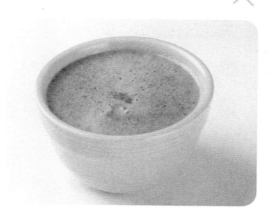

玉 米

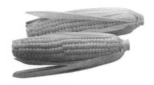

别 名	性味归经	推荐用量	热 量	蛋白质	脂 肪	胆固醇
苞谷、包谷、珍珠米	性平，味甘；归脾、肺经	每天100克	443千焦/100克	4.0克/100克	1.2克/100克	—

❊ 降脂关键

◎烟酸、亚油酸、维生素E。玉米中含丰富的烟酸，能降低血清胆固醇和甘油三酯等；玉米所含的亚油酸和玉米胚芽中的维生素E协同作用，也可降低血液中胆固醇的浓度，并防止其在血管壁上沉积。

❊ 选购保存

选购以整齐、饱满、无缝隙、色泽金黄、无霉变、表面光亮者为佳。保存时宜去除外皮和毛须，洗净擦干后用保鲜膜包裹置冰箱中冷藏。

❊ 食用注意

吃玉米时应把玉米粒的胚尖全部吃掉，因为玉米的许多营养成分都集中在这里。玉米熟吃更佳，可从中获得营养价值更高的抗氧化剂。玉米发霉后能产生致癌物质，所以发霉的玉米绝对不能食用。

宜： 玉米适宜水肿、脚气病、小便不利、腹泻、动脉粥样硬化、冠心病、习惯性流产、不育症等患者食用。

忌： 遗尿者忌食。

❊ 搭配宜忌

宜　玉米 ＋ 豆类 ＝ 补充色氨酸

宜　玉米 ＋ 鸡蛋 ＝ 防止胆固醇过高

宜　玉米 ＋ 土豆 ＝ 降脂益气

忌　玉米 ＋ 红薯 ＝ 造成腹胀

杏鲍菇炒甜玉米

●**原料**　杏鲍菇100克，鲜玉米粒150克，胡萝卜、姜片、蒜末、芹菜段、红椒块各适量

●**调料**　盐5克，鸡粉2克，白糖3克，料酒3毫升，水淀粉10毫升，食用油少许

●**做法**

①洗净所有食材，胡萝卜、杏鲍菇均切丁，与玉米粒一起先焯煮至断生。

②用油起锅，爆香姜片、蒜末、芹菜段、红椒块后放入焯煮过的食材炒匀，加所有调料炒匀，用水淀粉勾芡即可。

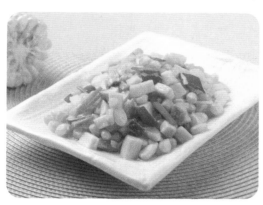

山楂玉米粒

●**原料**　玉米粒200克，山楂30克，葱段5克

●**调料**　盐4克，鸡粉2克，食用油适量

●**做法**

①玉米粒、山楂均洗净备用。

②起油锅，下入玉米粒翻炒片刻，加少许盐拌匀；倒入洗净的山楂，翻炒均匀，加入盐、鸡粉炒香。

③加入适量水，盖上锅盖，焖3分钟，即可装盘食用。

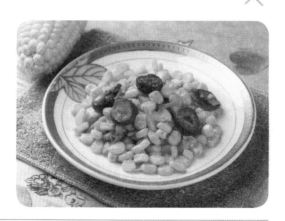

黑豆玉米窝头

●**原料**　黑豆末200克，面粉400克，玉米粉200克，酵母6克

●**调料**　盐2克，食用油少许

●**做法**

①玉米粉、面粉、黑豆末、酵母、盐、温水揉成面团，盖毛巾静置10分钟后搓至纯滑，搓长条，切小剂子。

②蒸盘刷油，小剂子捏锥状底部掏窝后放蒸盘中，再放入30℃的蒸锅中发酵15分钟，大火蒸15分钟至窝头熟透。

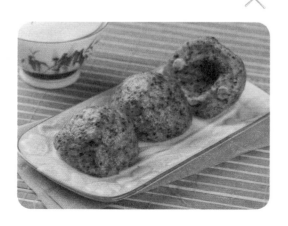

薏米

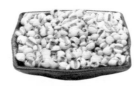

别名	性味归经	推荐用量	热量	蛋白质	脂肪	胆固醇
六谷米、药玉米、薏苡仁	性凉，味甘、淡；归脾、胃、肺经	每日75克	1493千焦/100克	12.8克/100克	3.3克/100克	—

❀ 降脂关键

◎水溶性纤维素。薏米是五谷中含纤维素最多的食物，其丰富的水溶性纤维素，可以降低血中胆固醇以及甘油三酯含量，可有效预防高血压、高脂血症、中风、心血管疾病以及心脏病的发生。

❀ 选购保存

选购薏米时，以粒大、饱满、色白、完整者为佳。保存前要筛除薏米中的粉粒、碎屑，以防止生虫或生霉，置于干燥密闭的容器内保存即可。

❀ 食用注意

薏米有很强的抗菌抗癌作用，所以癌症患者化疗、放疗后可多食。薏米在煮之前，最好先洗净浸泡数小时，煮时先用大火烧开，再改用小火熬。少量薏米可密封于缸内或坛中；对已发霉的可用清水洗，蒸后再晒干。

宜：薏米适宜泄泻、湿痹、水肿、肠痈、肺痈、淋浊、慢性肠炎、阑尾炎、风湿性关节痛、尿路感染、白带过多、癌症、高血压患者食用。

忌：便秘、尿多者及怀孕早期的妇女忌食。

❀ 相宜搭配

宜 薏米 ＋ 香菇 ＝ 可防癌抗癌

宜 薏米 ＋ 银耳 ＝ 治脾胃虚弱、肺胃阴虚

宜 薏米 ＋ 杏仁 ＝ 清热利水

宜 薏米 ＋ 红豆 ＝ 健脾利湿

薏米红薯粥

●原料 水发薏米90克，大米50克，红薯1个

●调料 白糖适量

●做法

①将红薯去皮洗净，切成丁；薏米、大米均洗净泡发。

②锅内注水，加入大米、薏米、红薯丁煮沸，转小火熬煮30分钟。

③加入白糖调味即可食用。

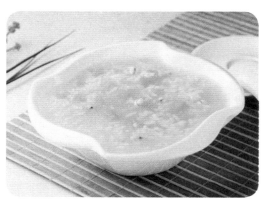

玫瑰薏米粥

●原料 水发大米90克，水发薏米、水发小米各80克，玫瑰花6克

●调料 红糖50克

●做法

①砂锅注水烧开，放入洗净的玫瑰花拌匀，倒入洗好的大米、薏米、小米拌匀，大火煮至米粒散开，转小火煮约30分钟，至食材熟透。倒入红糖快速搅拌匀，转中火，煮至糖分完全溶化即可。

②盛出米粥装碗中，稍冷却即可食用。

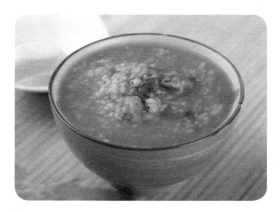

山楂薏米水

●原料 新鲜山楂50克，水发薏米60克

●调料 蜂蜜10克

●做法

①洗好的山楂切开，去核，切成小块。

②砂锅中注入适量清水烧开，倒入薏米，加入切好的山楂块，搅匀，盖上盖，小火炖20分钟。

③掀开盖子，将煮好的薏米水滤入碗中，倒入蜂蜜，拌匀即可。

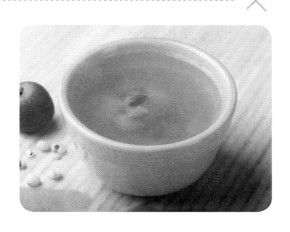

燕麦

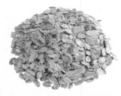

别 名	性味归经	推荐用量	热 量	蛋白质	脂 肪	胆固醇
野麦、雀麦	性温，味甘；归脾、心经	每日40克	1535千焦/100克	15克/100克	6.7克/100克	—

◎ 降脂关键

　　◎皂苷素。燕麦是营养非常丰富的粗粮，它是谷物中唯一含有皂苷素的作物，可以调节人体的肠胃功能，降低胆固醇，因此经常食用燕麦，可以有效预防高血脂、高血压和心脑血管疾病。

◎ 选购保存

　　应挑选大小均匀、质实饱满、有光泽的燕麦粒。密封后，存放在阴凉干燥处。

◎ 食用注意

　　燕麦一次食用量不宜过多，否则会导致胃痉挛或者肠胀气。糖尿病患者食用燕麦时，应相应减少主食量。燕麦不宜长时间高温烹煮，否则会导致水溶性维生素被破坏。燕麦可与豆浆、牛奶、坚果、水果等搭配食用。

　　宜：脂肪肝、糖尿病、水肿、习惯性便秘、体虚自汗、多汗、盗汗、高血压、高血脂、动脉硬化等病症患者，以及产妇、婴幼儿和空勤、海勤人员均可经常食用燕麦。

　　忌：食用过多容易导致滑肠泄泻、孕妇早产、流产等，所以孕妇忌食。

◎ 搭配宜忌

宜　燕麦　＋　南瓜　＝　可降低血糖

宜　燕麦　＋　牛奶　＝　营养丰富

忌　燕麦　＋　白糖　＝　产生胀气

忌　燕麦　＋　红薯　＝　导致胃痉挛、胀气

糙米燕麦饭

●原料　燕麦30克，水发大米、水发糙米、水发薏米各80克

●做法

①碗中加适量清水，放入备好的谷物。

②将碗中的谷物淘洗一遍，加入适量清水，放入烧开的蒸锅中。加盖，中火蒸30分钟。

③揭开盖子，把蒸好的糙米燕麦饭取出即可。

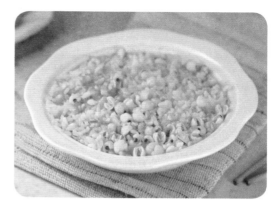

果仁燕麦粥

●原料　水发大米120克，燕麦85克，核桃仁、巴旦木仁各35克，腰果、葡萄干各20克

●做法

①将核桃仁和巴旦木仁磨成粉备用。

②砂锅中注水烧开，倒入洗净的大米和洗好的燕麦，搅拌匀。用小火煮30分钟，至食材熟透。

③倒入果仁粉末和洗好的葡萄干，搅拌匀，略煮片刻即成。

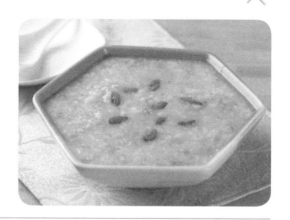

燕麦南瓜泥

●原料　燕麦仁50克，南瓜100克

●原料　白糖适量

●做法

①将南瓜去皮洗净，切成小片备用。

②将南瓜片蒸熟，取出备用。

③锅内注水烧开，下入燕麦仁煮开，下入蒸熟的南瓜片，搅拌均匀。

④加入适量白糖调味即可食用。

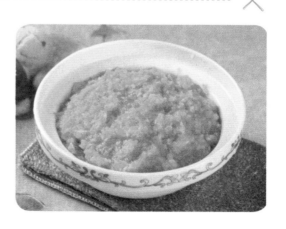

荞麦

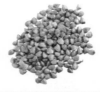

别　名	性味归经	推荐用量	热　量	蛋白质	脂　肪	胆固醇
苦荞麦、金荞麦	性寒，味甘、平；归脾、胃、大肠经	每天60克	1355千焦/100克	9.3克/100克	2.3克/100克	—

降脂关键

◎烟酸。荞麦中含有的烟酸可以降低血液中的胆固醇，调节血脂，扩张小血管、冠状动脉并增加其血流量。

选购保存

选购时应注意挑选大小均匀、质实饱满、有光泽的荞麦粒。荞麦应在常温、干燥、通风的环境中储存。

食用注意

荞麦是体弱者、老人、妇女和儿童皆宜的主食，对患有血脂、血糖紊乱的代谢综合征并发糖尿病的患者来说是不可多得的佳品，但是不可食用过多，否则难以消化，脾胃虚寒、胃寒便溏者不宜食用，否则易动寒气。荞麦质地较硬，不易煮熟，建议烹调前先洗净，再用清水浸泡数小时。

宜：荞麦适合食欲不振、饮食不香、肠胃积滞、慢性泄泻等病症患者，出黄汗、夏季痧症者，高血脂、高血压、糖尿病患者食用。

忌：体虚气弱、癌症、肿瘤患者，脾胃虚寒者及体质敏感的人不宜食用。

搭配宜忌

宜　荞麦 ＋ 韭菜 ＝ 降低血糖

忌　荞麦 ＋ 猪里脊肉 ＝ 导致脱发

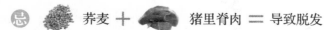

忌　荞麦 ＋ 野鸡肉 ＝ 导致营养成分流失

忌　荞麦 ＋ 猪肝 ＝ 影响消化

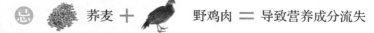

竹叶荞麦绿豆粥

●**原料** 水发大米、水发绿豆、水发荞麦各80克，燕麦70克，淡竹叶10克
●**调料** 冰糖20克
●**做法**
①取一隔渣袋，放入淡竹叶制成香袋。
②砂锅中注水烧开，放入香袋，倒入洗净的大米、杂粮拌匀，加盖煮沸后用小火煮约40分钟，至食材熟透。
③取出香袋，加入少许冰糖，搅拌匀。用大火续煮一会儿，至冰糖溶化即成。

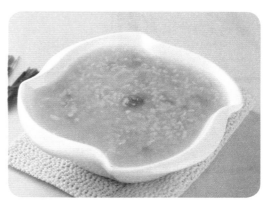

荞麦猫耳面

●**原料** 荞麦粉200克，胡萝卜30克，黄瓜30克，葱花少许
●**调料** 盐、鸡精、生抽、食用油各适量
●**做法**
①荞麦粉加适量水拌匀，制成面团，取一小团捏成圆形片，备用。
②胡萝卜去皮切丁，黄瓜去皮切丁。
③锅内注水烧开，加食用油、盐、鸡粉、生抽，下入荞麦片、胡萝卜丁、黄瓜丁煮熟，撒入葱花即可食用。

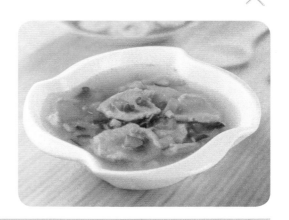

豆芽荞麦面

●**原料** 荞麦面100克，豆芽20克，葱花少许
●**调料** 盐、鸡粉、水淀粉、食用油适量
●**做法**
①将绿豆芽洗净，入沸水中氽熟，捞出备用。
②锅中注水烧开，放少许食用油，放入荞麦面，煮至面条断生取出，与绿豆芽搅拌均匀，加入鸡粉、盐拌匀，撒上葱花即成。

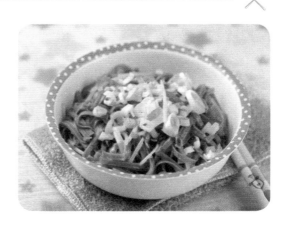

芝 麻

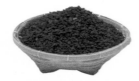

别 名	性味归经	推荐用量	热 量	蛋白质	脂 肪	胆固醇
胡麻	性平，味甘；归肝肾、肺、脾经	每日20~30克	2221千焦/100克	19.1克/100克	46.1克/100克	—

❀ 降脂关键

◎亚油酸、膳食纤维。芝麻含有丰富的亚油酸和膳食纤维，具有调节胆固醇、降低血脂的作用。

❀ 选购保存

芝麻有白色、黄色、棕红色以及黑色等多种，以黑芝麻品质最佳。在选购时，以粒大、饱满、香味正、无杂质的芝麻为上品；存放于通风、干燥处，天热时要注意保持阴凉，以防止其走油变质。

❀ 食用注意

芝麻中含有丰富的维生素E，具有保护皮肤的作用，故女性常食可改善皮肤干枯、粗糙，使皮肤白皙红润、有光泽、有弹性，还能防止各种皮肤炎症。

宜：芝麻适宜高血脂、高血压、身体虚弱、贫血、老年哮喘、肺结核、荨麻疹、血小板减少性紫癜、妇女产后乳汁缺乏、慢性神经炎、习惯性便秘、糖尿病、末梢神经麻痹、痔疮以及出血体虚等患者。

忌：患有慢性肠炎、便溏腹泻等病人忌食。

❀ 搭配宜忌

宜　芝麻　＋　桑葚　＝　补肝肾、降血脂

宜　芝麻　＋　核桃　＝　改善睡眠

宜　芝麻　＋　冰糖　＝　润肺生津

忌　芝麻　＋　鸡腿　＝　影响维生素吸收

芝麻花生杏仁粥

●原料　黑芝麻10克，花生米、南杏仁各30克，大米60克，葱8克

●调料　白糖4克

●做法

①大米泡发洗净；黑芝麻、花生米、南杏仁均洗净；葱洗净，切花。

②锅置火上，倒入清水，放入大米、花生米、南杏仁一同煮开。

③加入黑芝麻，煮至浓稠状，调入白糖拌匀，撒上葱花即可。

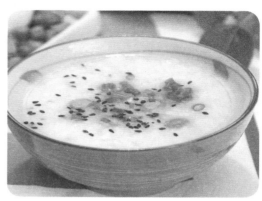

核桃黑芝麻酸奶

●原料　酸奶200克，核桃仁30克，草莓20克，黑芝麻10克

●做法

①将洗净的草莓切小块。

②锅烧热，放入洗净的黑芝麻，用小火炒香后盛出。取出备好的杵臼，倒入核桃仁，用力按压碎，放入炒香的黑芝麻，再碾压至材料呈粉末状，即成核桃粉。

③另取一玻璃杯，放入草莓块，倒入酸奶，再均匀地撒上核桃粉即可。

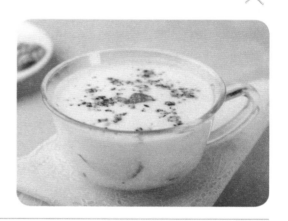

黑豆芝麻豆浆

●原料　水发黑豆110克，水发花生米100克，黑芝麻20克

●调料　白糖20克

●做法

①洗净的黑豆放入榨汁机，加适量纯净水榨汁后滤取豆汁。再放黑芝麻、花生，加入豆汁，搅拌至呈糊状成生豆浆。

②汤锅置旺火上，倒入生豆浆，大火煮约1分钟至沸腾，掠去浮沫，撒入白糖搅拌匀，续煮至糖分完全溶化即成。

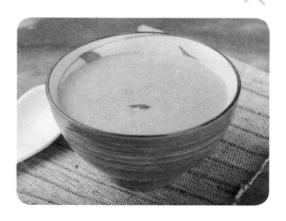

黄豆

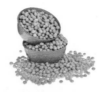

别 名	性味归经	推荐用量	热 量	蛋白质	脂 肪	胆固醇
大豆、黄大豆	性平，味甘；归脾、大肠经	每天30克	1501千焦/100克	35克/100克	16克/100克	—

☺ 降脂关键

◎异黄酮。其含有的特殊成分异黄酮可有效降低血压和胆固醇，预防高血压及血管硬化。

☺ 选购保存

挑选黄豆时，应选颗粒饱满、大小颜色一致、无杂色、无霉烂、无虫蛀、无破皮的黄豆。将黄豆晒干，再用塑料袋装起来，放在阴凉干燥处保存。

☺ 食用注意

黄豆不宜生食，因为生黄豆中含有不利于健康的抗胰蛋白酶和凝血酶。黄豆通常有豆腥味，可以在炒黄豆之前用凉盐水洗一下，或者在炒黄豆时滴几滴黄酒，再放入一些盐，可使豆腥味减少。

宜： 黄豆适宜动脉硬化、高血压、冠心病、高血脂、糖尿病、气血不足、营养不良、癌症等病患者食用。

忌： 肝病、肾病、痛风、消化功能不良、胃脘胀痛、腹胀等慢性消化道疾病患者不宜食用。

☺ 搭配宜忌

宜 黄豆 ＋ 胡萝卜 ＝ 有助于骨骼发育

宜 黄豆 ＋ 白菜 ＝ 防止乳腺癌

忌 黄豆 ＋ 核桃 ＝ 会导致腹胀、消化不良

忌 黄豆 ＋ 虾皮 ＝ 影响钙的消化吸收

芹菜炒黄豆

- **原料** 熟黄豆220克，芹菜梗80克，胡萝卜30克
- **调料** 盐3克，食用油适量
- **做法**

①洗净的芹菜切小段，洗净的胡萝卜切丁。

②锅中注水烧开，加入盐、胡萝卜丁轻轻搅拌，再煮约1分钟至断生后捞出。

③用油起锅，倒入芹菜段炒至食材变软，再倒入胡萝卜丁、熟黄豆，快速翻炒一会儿，加入适量盐炒匀调味即成。

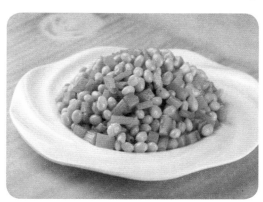

茭白烧黄豆

- **原料** 茭白180克，彩椒45克，水发黄豆200克，蒜末、葱花少许
- **调料** 盐3克，鸡粉3克，蚝油10克，水淀粉4毫升，食用油适量
- **做法**

①洗净的茭白、彩椒均切丁，和黄豆一起焯煮1分钟后捞出，沥干。

②起油锅，爆香蒜末，倒焯过水的食材炒匀，放蚝油、鸡粉和盐炒匀，加入水淀粉勾芡，撒入葱花即可。

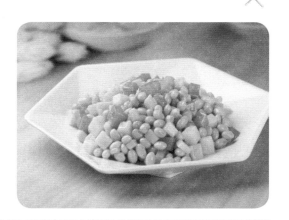

醋泡黄豆

- **原料** 水发黄豆200克
- **调料** 白醋200毫升
- **做法**

①取一个干净的玻璃瓶，将洗净的黄豆倒入瓶中，加入适量白醋。

②盖上瓶盖，置于干燥阴凉处，浸泡1个月，至黄豆颜色发白。

③打开瓶盖，将泡好的黄豆取出，盛放在碟中即可。

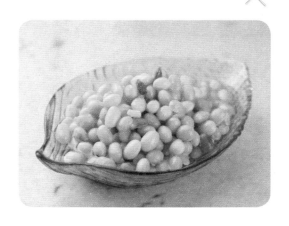

绿豆

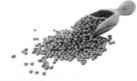

别 名	性味归经	推荐用量	热 量	蛋白质	脂 肪	胆固醇
青小豆	性凉，味甘；归心、胃经	每天40克	1322千焦/100克	21.6克/100克	0.8克/100克	–

❀ 降脂关键

◎蛋白质、多糖。有防止动脉粥样硬化、抑制血脂上升的作用，还能使已升高的血脂迅速下降，有效降低血压、血脂。

❀ 选购保存

辨别绿豆时，一观其色，如呈褐色，说明其品质已经变了；二观其形，如表面白点多，说明已被虫蛀。将绿豆在阳光下暴晒5个小时，然后趁热密封保存。

❀ 食用注意

将绿豆粉和白酒调成糊状，可用来治疗中、小面积的烧伤，用此方法，伤口的渗出物少、效果好、结痂快、不会留疤痕。绿豆不宜煮得过烂，否则会破坏有机酸和维生素，降低其清热解毒的功效。但未煮熟的绿豆腥味太重，食后易导致恶心、呕吐，所以要注意火候。

宜：绿豆适宜有疮疖痈肿、丹毒等热毒所致的皮肤感染及高血压、水肿、红眼病等病症患者食用。

忌：脾胃虚寒、肾气不足、易泻者、体质虚弱和正在服用中药者忌食。

❀ 搭配宜忌

宜 绿豆 ＋ 大米 ＝ 有利于消化吸收

宜 绿豆 ＋ 燕麦 ＝ 可抑制血糖值上升

忌 绿豆 ＋ 羊肉 ＝ 可导致肠胃胀气

忌 绿豆 ＋ 西红柿 ＝ 引起身体不适

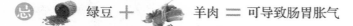

绿豆玉米粥

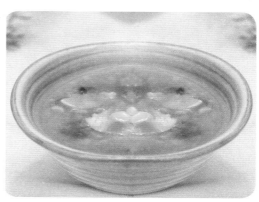

●原料 大米、绿豆各40克，玉米粒、胡萝卜、百合各适量

●调料 白糖适量

●做法

①大米、绿豆泡发洗净；胡萝卜洗净，切丁；玉米粒洗净；百合洗净，切片。

②锅置火上，倒入清水，放入大米、绿豆煮至开花。

③加入胡萝卜丁、玉米、百合片同煮至浓稠状，调入白糖拌匀即可。

海带绿豆汤

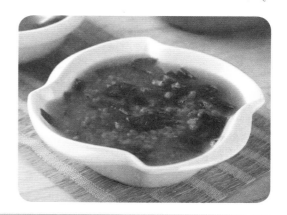

●原料 海带70克，水发绿豆80克

●调料 冰糖50克

●做法

①洗净的海带切成条，再切成小块。

②锅中注入适量清水烧开，倒入洗净的绿豆，盖上盖，烧开后用小火煮30分钟，至绿豆熟软，揭开盖，倒入切好的海带块，加入冰糖，搅拌均匀，盖上盖，用小火续煮10分钟，至全部食材熟透，揭开盖，搅拌均匀即可。

海藻绿豆粥

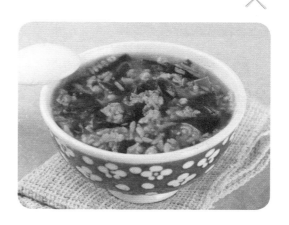

●原料 水发大米150克，水发绿豆100克，水发海藻90克

●调料 盐少许

●做法

①砂锅注水烧开，倒入洗净的绿豆、大米拌匀，加盖煮沸后用小火煲煮约60分钟，至米粒变软。撒上洗净的海藻拌匀，转中火续煮片刻，至食材熟透。

②加入盐，拌煮至米粥入味后盛出装碗，待稍微放凉后即可食用。

黑豆

别　名	性味归经	推荐用量	热　量	蛋白质	脂　肪	胆固醇
乌豆、枝仔豆、黑大豆	性平，味甘；归心、肝、肾经	每天40克	1593千焦/100克	36克/100克	15.9克/100克	—

⊛ 降脂关键

◎不饱和脂肪酸。黑豆中所含有的不饱和脂肪酸可以有效降低胆固醇，大量的镁元素也能够降低血清中的胆固醇。

⊛ 选购保存

以豆粒完整、大小均匀、颜色乌黑、没有被虫蛀过者为佳，褪色的黑豆要小心选购。黑豆宜存放在密封罐中，置于阴凉处保存，不要让阳光直射。由于豆类食品容易生虫，购回后最好尽早食用。

⊛ 食用注意

食用黑豆时不应去皮，因为黑豆皮含有花青素，是很好的抗氧化剂，能帮助清除人体内的自由基。由于黑豆豆质较硬，建议烹煮前用水浸泡2～4小时，可以缩短烹煮时间。

宜：黑豆适宜体虚，脾虚水肿，小儿盗汗、自汗，热病后出汗，小儿遗尿，妊娠腰痛，腰膝酸软，老人肾虚耳聋，白带频多，产后中风、四肢麻痹者食用。

忌：消化不好的人不宜多食。

⊛ 搭配宜忌

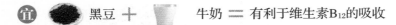

宜　黑豆 ＋ 牛奶 ＝ 有利于维生素B$_{12}$的吸收

宜　黑豆 ＋ 橙子 ＝ 营养丰富

忌　黑豆 ＋ 柿子 ＝ 易产生结石

忌　黑豆 ＋ 蓖麻子 ＝ 对身体不利

桑叶海带炖黑豆

●原料 桑叶5克，海带170克，水发黑豆100克，姜片、葱段各少许
●调料 盐2克，食用油适量
●做法

①洗好的海带切成小块。

②砂锅注水烧开，倒入桑叶，小火炖15分钟至药性完全析出。再倒入黑豆、海带块拌匀，盖上盖，小火炖30分钟。

③掀开盖，放入食用油、盐搅拌均匀后盛出装入碗中，撒上葱花即可。

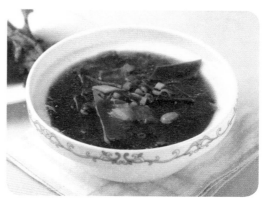

黑米黑豆莲子粥

●原料 糙米40克，燕麦30克，黑米、黑豆、红豆、莲子各20克
●调料 白糖5克
●做法

①糙米、黑米、黑豆、红豆、燕麦均洗净，泡发；莲子洗净，泡发，挑去莲心。

②锅置火上，加入适量清水，放入糙米、黑豆、黑米、红豆、莲子、燕麦开大火煮沸。

③最后转小火煮至食材均熟透，粥呈浓稠状时，调入白糖拌匀即可。

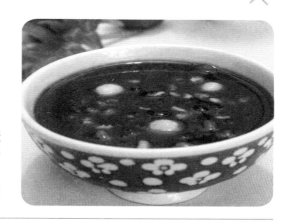

核桃仁黑豆浆

●原料 水发黑豆100克，核桃仁40克
●调料 白糖5克
●做法

①取榨汁机，倒入洗净的黑豆，注入适量纯净水榨汁，用隔渣袋滤取豆汁。

②取榨汁机，倒入豆汁，加入核桃仁，搅拌至核桃仁变成细末，即成生豆浆。

③砂锅中倒入生豆浆，大火烧热后加盖用大火续煮约2分钟至沸腾，加白糖拌匀，续煮至白糖溶化后掠去浮沫即成。

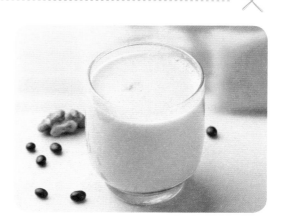

红豆

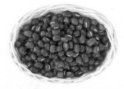

别 名	性味归经	推荐用量	热 量	蛋白质	脂 肪	胆固醇
赤小豆、红小豆	性平，味甘、酸；归心、小肠经	每次30克	1292千焦/100克	20.2克/100克	0.6克/100克	—

◉ 降脂关键

◎膳食纤维、维生素E、锌、钾、镁。红豆含有丰富的膳食纤维、维生素E、锌、钾、镁等活性成分，能降低血脂。此外，红豆中所含的热量偏低，是高脂血症患者的理想食物。

◉ 选购保存

以豆粒完整、大小均匀、颜色深红、紧实薄皮的红豆为佳。将拣去杂物的红豆摊开晒开，装入塑料袋，再放入一些剪碎的干辣椒，扎紧袋口，存放于干燥处。

◉ 食用注意

红豆常常混合其他谷类食品食用，如可制成豆沙包、豆饭、豆粥等。红豆豆质较硬，不容易熟，建议烹煮前用水浸泡数小时。

宜： 红豆适宜高脂血症、糖尿病、肥胖症、肾脏性水肿、心脏性水肿、肝硬化腹水、尿路感染、泄泻等患者以及缺乳的哺乳期妇女食用。

忌： 尿频的人少食或不食。

◉ 搭配宜忌

宜 红豆 ＋ 南瓜 ＝ 可润肤、止咳、减肥

宜 红豆 ＋ 鲫鱼 ＝ 通乳催奶

宜 红豆 ＋ 玉米 ＝ 利水利湿

忌 红豆 ＋ 羊肝 ＝ 引起身体不适

腰豆红豆枸杞粥

●**原料**　腰豆150克，水发红豆90克，水发大米100克，枸杞15克

●**做法**

①砂锅中注水烧开，放入洗好的红豆和洗净的大米，搅拌均匀，盖上盖，烧开后用小火煮30分钟，至食材熟软。

②揭开盖子，倒入洗净的腰豆和洗好的枸杞，混合均匀，盖上盖，用小火再煮2分钟，至腰豆熟软。揭盖，用勺搅拌片刻即可食用。

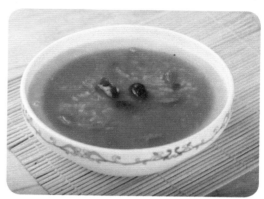

小麦红豆玉米粥

●**原料**　水发小麦80克，水发红豆90克，水发大米130克，鲜玉米粒90克

●**调料**　盐2克

●**做法**

①砂锅注适量清水烧开，倒入洗净的大米、玉米，再放入洗净的小麦和红豆，搅拌均匀，加盖烧开后，用小火煮40分钟。

②揭盖，加入盐，拌匀调味，将煮好的粥盛出装入碗中即可。

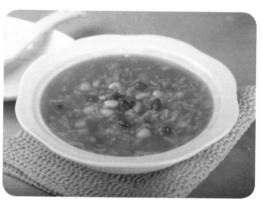

红豆腰果燕麦粥

●**原料**　水发红豆90克，燕麦85克，腰果40克

●**调料**　冰糖20克，食用油适量

●**做法**

①热锅注油，烧至四成热，倒入腰果，炸至金黄色捞出，沥干油。

②砂锅注水烧开，倒入燕麦、红豆搅拌，烧开后小火炖40分钟。将腰果倒入木臼中，捣碎成末，倒出装盘中备用。

③倒入冰糖搅至溶化，撒上腰果即可。

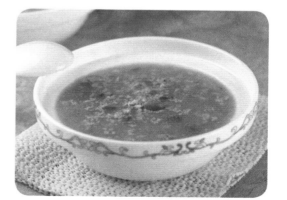

红薯

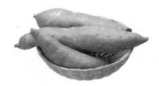

别 名	性味归经	推荐用量	热 量	蛋白质	脂 肪	胆固醇
山芋、地瓜、番薯	性平，味甘；归脾、胃经	每日100~150克	414千焦/100克	1.1克/100克	0.2克/100克	—

降脂关键

◎膳食纤维。红薯富含膳食纤维，可防止便秘，阻止糖分转化为脂肪，是理想的减肥食品。红薯能够预防心血管系统的脂质沉积，预防动脉粥样硬化，减少皮下脂肪，防治过度肥胖，预防高血脂。

选购保存

优先挑选表面光滑、无黑色或褐色斑点、闻起来没有霉味的纺锤形状红薯。表面有斑点或发芽的红薯有毒，不要购买。发霉的红薯含酮毒素，不可食用。保存宜放冰箱冷藏，或放在阴凉干燥处。

食用注意

红薯制成的粉条不宜食用过多，否则大量铝元素沉积在体内，不利于健康。烂的红薯和发芽的红薯有毒。此外，食用红薯时一定要蒸熟或煮透。

宜：红薯适宜高血压、高血脂、肥胖症、冠心病、动脉硬化、便秘、胶原病、癌症等患者食用。

忌：胃及十二指肠溃疡及胃酸过多的患者忌食。

搭配宜忌

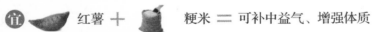

宜 红薯 ＋ 粳米 ＝ 可补中益气、增强体质

忌 红薯 ＋ 柿子 ＝ 肠胃出血

忌 红薯 ＋ 鸡蛋 ＝ 不容易消化，易腹痛

忌 红薯 ＋ 西红柿 ＝ 会得结石、腹泻

红薯莲子粥

●原料　红薯80克，水发莲子70克，水发大米160克

●做法

①泡好的莲子去莲心，红薯去皮切丁。

②砂锅中注水烧开，放入莲子，倒入泡好的大米搅匀。加盖烧开后用小火煮约30分钟至食材熟软，放入红薯丁拌匀。加盖用小火煮15分钟，至食材熟烂后揭盖，将锅中食材搅拌均匀。

③将煮好的粥盛出，装入碗中即成。

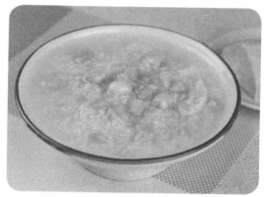

玉米红薯粥

●原料　玉米碎120克，红薯80克

●做法

①洗净去皮的红薯切成粒，备用。

②砂锅中注入适量清水烧开，倒入玉米碎，加入切好的红薯搅拌均匀，盖上盖，用小火煮20分钟，至食材熟透，揭开盖，搅拌均匀。

③关火后将煮好的粥盛出，装入碗中即可。

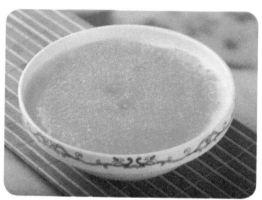

胡萝卜红薯汁

●原料　胡萝卜90克，红薯120克

●调料　蜂蜜10毫升

●做法

①去皮洗净的红薯、胡萝卜均切丁。

②锅中注水烧开，放红薯煮5分钟至熟捞出沥干。取榨汁机，倒入红薯丁和胡萝卜丁，加适量纯净水后加盖，选择"榨汁"功能，榨取蔬菜汁。

③放入适量蜂蜜，盖上盖，继续搅拌均匀，把榨好的蔬菜汁倒入杯中即可。

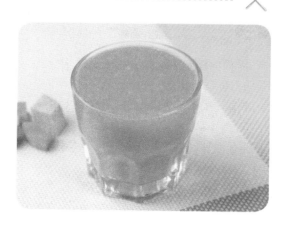

魔芋

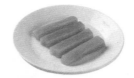

别 名	性味归经	推荐用量	热 量	蛋白质	脂 肪	胆固醇
雷公枪、蒟蒻	性温，味辛；归心、脾经	每次80克	49千焦/100克	0.2克/100克	–	–

☯ 降脂关键

◎膳食纤维。魔芋的主要成分是一种名叫葡甘露聚糖的可溶性膳食纤维，葡甘露聚糖吸水后能膨胀至原体积的30～100倍，食后有饱腹感，有利于减少脂肪和热量的摄入，是良好的降脂减肥食物。

☯ 选购保存

购买魔芋时以弹性大、水分多而不会很软的魔芋为佳。袋装魔芋可直接保存，一次未吃完可以放入冰箱冷藏，但是要每天都换水。

☯ 食用注意

生魔芋有毒，必须煎煮3小时以上才能食用，且每次不宜过量，否则会引起腹胀。魔芋凝胶很有嚼头，但本身却没有浓厚的味道，很多人会吃不习惯，而用很重的调味料来增加它的风味。这样很可能把本来热量低的魔芋做成了热量高、含钠多的菜肴，高血脂患者应禁食。

宜： 魔芋适宜糖尿病、高脂血症、冠心病、肥胖症、便秘等患者食用。

忌： 腹胀、反酸、胃灼热、食欲差等患者忌食。

☯ 搭配宜忌

宜　魔芋 ＋ 芹菜 ＝ 降低血糖

宜　魔芋 ＋ 猪肉 ＝ 滋补营养

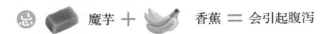

忌　魔芋 ＋ 香蕉 ＝ 会引起腹泻

忌　魔芋 ＋ 红薯 ＝ 产生胀气

菠菜拌魔芋

●原料　魔芋200克，菠菜180克，枸杞15克，熟芝麻、蒜末各少许

●调料　盐3克，鸡粉2克，生抽5毫升，香油、食用油各适量

●做法

①洗净的魔芋切方块；菠菜去根切段，然后分别入沸水锅中焯煮至熟透捞出。

②将魔芋块、菠菜、枸杞放入盘中，撒上蒜末，加生抽、鸡粉、盐、香油搅拌至食材入味，撒上熟芝麻即成。

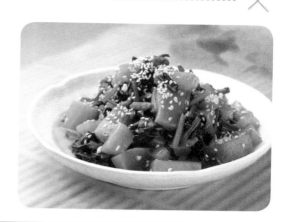

清炒魔芋丝

●原料　魔芋95克，胡萝卜40克，青椒25克，姜片、蒜末、葱段各少许

●调料　盐4克，鸡粉2克，豆瓣酱5克，生抽2毫升，水淀粉、食用油各适量

●做法

①洗净的胡萝卜、青椒、魔芋均切丝，将胡萝卜丝、魔芋丝入沸水锅中焯煮后捞出。

②热锅注油，爆香姜、蒜、葱后放青椒丝炒匀，再放魔芋丝和胡萝卜丝略炒，加所有调料炒匀，用水淀粉勾芡即可。

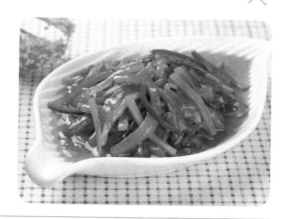

海蜇拌魔芋丝

●原料　海蜇丝120克，魔芋丝140克，彩椒70克，蒜末少许

●调料　盐、鸡粉各少许，白糖3克，香油2毫升，陈醋5毫升

●做法

①洗净的彩椒切条，将海蜇丝、魔芋丝、彩椒焯煮片刻后捞出沥干。

②把焯过水的食材装入碗中，放入蒜末，加入盐、鸡粉、白糖，淋入香油、陈醋，拌匀调味即可。

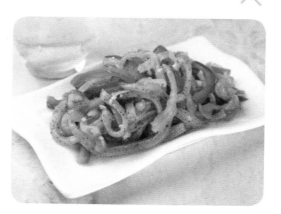

豆腐

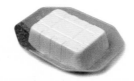

别　名	性味归经	推荐用量	热　量	蛋白质	脂　肪	胆固醇
水豆腐、老豆腐	性凉，味甘；归脾、大肠经	每天50~100克	338千焦/100克	8.1克/100克	3.7克/100克	—

降脂关键

◎卵磷脂、维生素E、大豆蛋白。豆腐中的大豆卵磷脂能调节血液中胆固醇的含量，可有效降低血脂，保护心脑血管。维生素E具有很好的抗氧化性，能避免不饱和脂肪酸被氧化，从而提高血液中高密度脂蛋白的含量，降低低密度脂蛋白含量，保护血管弹性。

选购保存

新鲜豆腐略带淡黄色，切面整齐，质地细腻无杂质，有弹性。颜色过于雪白的豆腐可能添加了漂白剂。买回的豆腐应浸泡在凉水中，放冰箱冷藏保存，待烹调前才取出。

食用注意

鲜豆腐放入淡盐水中浸泡半小时再烹调，比较不易碎，亦可去除异味，改善菜肴的口感和风味。

宜： 高脂血症、糖尿病、更年期女性及一般人群都宜常吃豆腐。

忌： 尿毒症、严重腹泻患者应慎食豆腐。

搭配宜忌

宜 豆腐 ＋ 西红柿 ＝ 健脾和胃、改善食欲

宜 豆腐 ＋ 金针菇 ＝ 改善免疫力

忌 豆腐 ＋ 菠菜 ＝ 不利于营养吸收

忌 豆腐 ＋ 葱 ＝ 不利于营养吸收

胡萝卜豆腐泥

●原料　胡萝卜85克，鸡蛋1个，豆腐100克

●调料　盐少许，水淀粉3毫升

●做法

①鸡蛋打入碗中搅散，胡萝卜切丁，豆腐切小块。胡萝卜丁入锅蒸10分钟，再放入豆腐蒸5分钟，取出后分别压成泥。

②汤锅中加少许清水、盐，倒入胡萝卜泥、豆腐泥，煮沸后倒入搅散的蛋液，用水淀粉勾芡再煮沸即可。

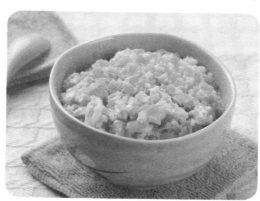

生蚝豆腐汤

●原料　豆腐200克，生蚝肉120克，鲜香菇40克，姜片、葱花各少许

●调料　盐3克，鸡粉、胡椒粉各少许，料酒4毫升，食用油适量

●做法

①香菇切条，豆腐切块。将豆腐块、生蚝肉分别焯熟，沥干备用。

②热油爆香姜片，倒入香菇条、生蚝肉、料酒炒香，加适量清水煮沸，倒入豆腐块和所有调料煮至食材入味即可。

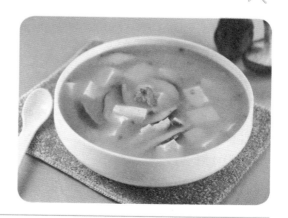

松仁豆腐

●原料　松仁15克，豆腐200克，彩椒35克，干贝12克，葱花、姜末各少许

●调料　盐2克，料酒2毫升，生抽2毫升，老抽2毫升，水淀粉3毫升，食用油适量

●做法

①彩椒切片，豆腐切块。热油炸香松仁，捞出沥干，放入豆腐块炸至微黄捞出。

②热油爆香姜末，放干贝、彩椒片、料酒翻炒。加适量清水、所有调味料和豆腐块煮2分钟，勾芡，撒上松仁、葱花即可。

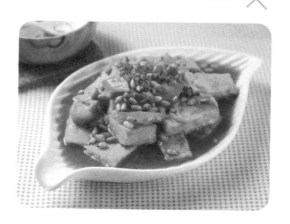

核 桃

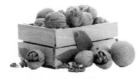

别 名	性味归经	推荐用量	热 量	蛋白质	脂 肪	胆固醇
胡桃、英国胡桃、波斯胡桃	性温，味甘；归肺、肾经	每日4颗	2622千焦/100克	19.1克/100克	58克/100克	—

⊛ 降脂关键

◎Omega-3、维生素C、膳食纤维。核桃中的Omega-3能维持血液疏通顺畅，所含的维生素C能软化血管，所含的膳食纤维可降低胆固醇，稳定血脂。

⊛ 选购保存

应选个大、外形圆整、干燥、壳薄、色泽白净、表面光洁、壳纹浅而少的核桃。带壳核桃风干后较易保存，核桃仁要用有盖的容器密封装好，放在阴凉、干燥处存放，避免潮湿。

⊛ 食用注意

宜： 核桃适宜肾亏腰痛、肺虚久咳、气喘、便秘、健忘怠倦、食欲不振、腰膝酸软、气管炎、便秘、神经系统发育不良、神经衰弱、高血压、心脑血管疾病患者食用。

忌： 肺脓肿、慢性肠炎患者忌食。

⊛ 搭配宜忌

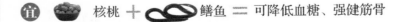

宜	核桃 ＋ 鳝鱼 ＝ 可降低血糖、强健筋骨
宜	核桃 ＋ 红枣 ＝ 美容养颜
忌	核桃 ＋ 茯苓 ＝ 会削弱茯苓的药效
忌	核桃 ＋ 黄豆 ＝ 引起腹痛、腹胀、消化不良

山药木耳炒核桃仁

●**原料**　山药90克，水发木耳40克，西芹50克，彩椒60克，核桃仁、白芝麻少许

●**调料**　盐、生抽、水淀粉、食用油各适量

●**做法**

①山药去皮，切片；木耳去蒂，切小朵；西芹切段；彩椒切块。将上述食材焯水备用。将核桃仁炸香捞出，锅底留油，放白糖、核桃仁炒匀后盛出，撒上白芝麻拌匀。

②热锅注油，倒焯过水的食材炒匀，加盐、生抽、水淀粉炒匀，放上核桃仁即可。

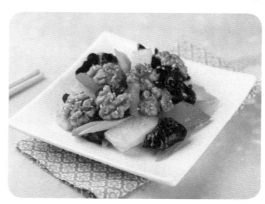

西芹炒核桃仁

●**原料**　西芹100克，猪瘦肉140克，核桃仁30克，枸杞、姜片、葱段各少许

●**调料**　盐4克，鸡粉2克，水淀粉3毫升，料酒8毫升，食用油适量

●**做法**

①洗净西芹切段；瘦肉切丁，加调料腌渍。西芹焯煮1分钟，核桃炸香后备用。

②锅底留油，放瘦肉丁炒至变色，淋料酒，放姜、葱炒匀，倒西芹段炒匀，加盐、鸡粉，加枸杞炒匀，撒上核桃仁即可。

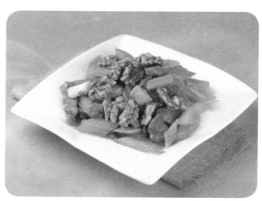

核桃豆浆

●**原料**　水发黄豆120克，核桃仁40克

●**调料**　白糖15克

●**做法**

①洗净的黄豆加适量纯净水，放入榨汁机搅拌，用滤网滤取豆汁，装入碗中。

②将洗净的核桃仁，注入滤出的豆汁中，搅拌至核桃仁呈碎末状，即成生豆浆。

③砂锅置火上，倒入生豆浆，大火煮约1分钟至汁水沸腾，掠去浮沫，再加适量白糖拌匀，中火续煮至糖分溶化即成。

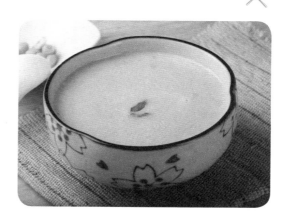

板 栗

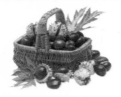

别　名	性味归经	推荐用量	热　量	蛋白质	脂　肪	胆固醇
栗子、毛栗	味甘，性温；归肾、脾、胃经	每天10颗	774千焦/100克	4.2克/100克	0.7克/100克	—

❸ 降脂关键

　　◎不饱和脂肪酸。板栗几乎不含胆固醇，却含有大量的不饱和脂肪酸，可以有效防治高血压、高血脂、冠心病和动脉硬化等心血管疾病。

❸ 选购保存

　　买回来的生板栗不能马上吃，最好放在有网眼的袋子或筛子里，置放于阴凉通风处。

❸ 食用注意

　　板栗生吃难消化，熟食又易滞气，所以一次不宜多食。最好在两餐之间把板栗当成零食吃，或放在饭菜里吃，不应饭后大量吃，以免摄入过多的热量，不利于保持体重。

　　宜：板栗适宜老人肾虚者、中老年人腰酸腰痛，腿脚无力，小便频多者。

　　忌：气管炎咳喘、内寒泄泻者忌食，板栗难消化，婴幼儿及脾胃虚弱者少吃。

❸ 搭配宜忌

宜 板栗 ＋ 鸡肉 ＝ 补血养身

宜 板栗 ＋ 红枣 ＝ 补肾虚、治腰痛

忌 板栗 ＋ 杏仁 ＝ 引起胃痛

忌 板栗 ＋ 牛肉 ＝ 降低营养价值

丝瓜烧板栗

●**原料**　板栗140克，丝瓜130克，彩椒块40克，姜片、蒜末各少许
●**调料**　盐4克，鸡粉2克，蚝油5克，水淀粉、食用油各适量
●**做法**
①丝瓜洗净，切块；板栗焯煮后捞出。
②用油起锅，姜、蒜爆香后倒入板栗炒匀，注适量清水，加盐、鸡粉、蚝油煮至板栗熟软。倒丝瓜块、彩椒块煮至食材熟透，大火收汁，水淀粉勾兑即成。

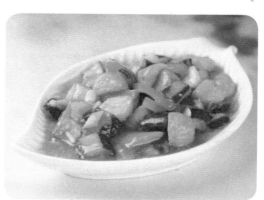

板栗粥

●**原料**　板栗肉90克，水发大米120克
●**调料**　盐2克
●**做法**
①洗好的板栗切成条，再切碎。
②锅中注水，倒入板栗碎，盖上盖，用大火煮沸，下入水发好的大米，搅拌匀，盖上盖，用小火煮30分钟至大米熟烂。
③加入适量盐，拌匀调味后盛出煮好的粥，装入碗中即可。

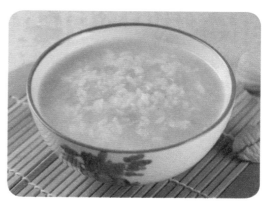

木瓜莲藕栗子汤

●**原料**　木瓜150克，莲藕100克，板栗100克，葡萄干20克，冰糖少许
●**做法**
①洗净的莲藕切成块；板栗去皮洗净，切块；木瓜切块。
②砂锅中注入清水烧开，倒入备好的板栗块、莲藕块和葡萄干，加盖煮沸后转小火煮20分钟，至食材熟软。
③放入木瓜块和冰糖，小火煮10分钟，至冰糖溶化，盛入汤碗中即可。

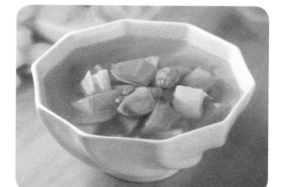

松子

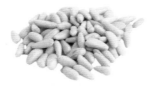

别　名	性味归经	推荐用量	热　量	蛋白质	脂　肪	胆固醇
海松子、红果松	性平，味甘；归肝、肺、大肠经	每日25克	2919千焦/100克	12.2克/100克	70.6克/100克	－

❊ 降脂关键

◎油酸、亚油酸。松子中的脂肪成分是油酸、亚油酸等不饱和脂肪酸，具有防治动脉硬化的作用，有防止胆固醇增高以及预防高血脂及心血管疾病的功能。

❊ 选购保存

选购松子时应确保其中没有太多的果肉干枯或变色，闻起来应当比较新鲜，没有油脂变质的气味。最好放入密闭干燥的容器里置阴凉干燥处保存，但不宜久存，以防变质。

❊ 食用注意

松子含有蛋白质、脂肪、糖类。所含脂肪大部分为亚油酸、亚麻酸等有益于健康的人体必需的脂肪酸，钙、磷、铁等含量也很丰富，常吃可滋补强身。

宜：松子适宜心脑血管疾病者，体质虚弱、便秘、肺燥咳嗽、便秘、心悸、神经衰弱、老年痴呆等患者以及脑力劳动者食用。

忌：腹泻患者以及痰湿重者忌食。

❊ 搭配宜忌

宜 松子 ＋ 兔肉 ＝ 预防心脏病、脑中风、心肌梗死

宜 松子 ＋ 核桃 ＝ 防治便秘

忌 松子 ＋ 羊肉 ＝ 易引起腹胀、胸闷

忌 松子 ＋ 蜂蜜 ＝ 腹痛腹泻

松仁莴笋

●**原料** 莴笋200克，彩椒80克，松仁30克，蒜末、葱段各少许

●**调料** 盐3克，鸡粉2克，水淀粉5毫升，食用油适量

●**做法**

①洗净的莴笋、彩椒均切丁，入开水中煮至断生后捞出；松仁入油锅炸至微黄捞出。

④锅底留油，爆香蒜末、葱段，放莴笋丁、彩椒丁翻炒，加盐、鸡粉炒匀，加水淀粉勾芡炒匀，撒上松仁即可。

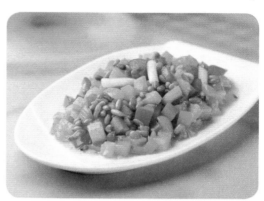

黄瓜松仁枸杞粥

●**原料** 黄瓜、松仁、枸杞各20克，水发大米90克

●**调料** 盐2克，鸡精1克

●**做法**

①大米洗净；黄瓜洗净，切成小块；松仁去壳取仁，枸杞洗净。

②锅入适量清水后，放入大米、松仁、枸杞，用大火煮开。

③放入黄瓜块煮至粥成，调入盐、鸡精煮至入味，再转入煲仔内煮开即可食用。

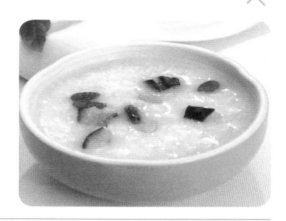

松子玉米粥

●**原料** 玉米碎100克，松子10克，红枣20克

●**调料** 盐2克

●**做法**

①砂锅注水烧开，放入红枣、玉米碎拌匀，加盖烧开后用小火煮30分钟。

②揭开锅盖，放入松子，再盖上盖，续煮10分钟至食材熟透。

③放入适量盐，拌匀调味后起锅，将煮好的松子玉米粥装入碗中即成。

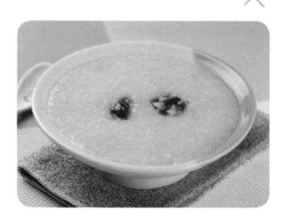

花生

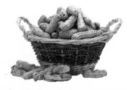

别 名	性味归经	推荐用量	热 量	蛋白质	脂 肪	胆固醇
长生果、长寿果、落花生	性平，味甘；归脾、肺经	每日30克	1225千焦/100克	13克/100克	25.4克/100克	—

◎ 降脂关键

◎维生素、微量元素。腰果中的某些维生素和微量元素成分有很好的降压、软化血管的作用，对保护血管、防治高血压及心血管疾病大有益处。

◎ 选购保存

以果荚呈土黄色或白色、色泽分布均匀一致为宜。果仁以颗粒饱满、形态完整、大小均匀、肥厚而有光泽、无杂质为好。应晒干后放在低温、干燥的地方保存。

◎ 食用注意

花生的营养价值比粮食高，可以与鸡蛋、牛奶、肉类等一些动物性食物媲美。在煮花生之前，把花生前面的一头，用拇指和食指轻轻按一下，花生壳就裂开一个小口子，这样煮的时候花生仁就能很快入味。

宜：花生适宜营养不良、脾胃失调、燥咳、反胃、脚气病、咳嗽痰喘、乳汁缺乏、高血压、咯血、血尿、鼻出血、牙龈出血的患者食用。

忌：胆囊炎、慢性胃炎、慢性肠炎、脾虚便溏患者忌食。

◎ 搭配宜忌

宜 花生 ＋ 红葡萄酒 ＝ 保护心脏、畅通血管

宜 花生 ＋ 红枣 ＝ 健脾、止血

宜 花生 ＋ 黄瓜 ＝ 滋阴清热

忌 花生 ＋ 肉桂 ＝ 降低营养

花生银耳牛奶

●原料　花生80克，水发银耳150克，牛奶100毫升

●做法

①洗好的银耳切小块，备用。

②砂锅中注水烧开，放入洗净的花生米，加入切好的银耳块搅拌匀，盖上盖，烧开后用小火煮20分钟。

③揭开盖，倒入备好的牛奶，用勺拌匀，煮至沸即可。

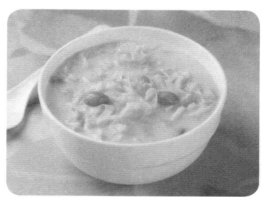

花生红米粥

●原料　水发花生米100克，水发红米200克

●调料　冰糖20克

●做法

①砂锅中注水烧开，放入洗净的红米，轻轻搅拌一会儿，再倒入洗好的花生米搅拌匀，盖上盖，煮沸后用小火煮约60分钟，至米粒熟透。

②揭盖，放入冰糖，搅拌匀，转中火续煮片刻，至冰糖完全溶化即可。

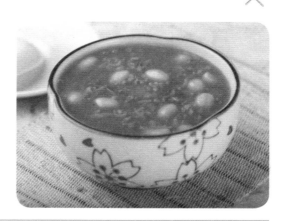

花生核桃糊

●原料　核桃粉30克，糯米粉30克，花生25克

●调料　白糖45克

●做法

①往核桃粉中加适量纯净水搅拌匀，加入糯米粉，调成糊状。

②锅中倒入约1000毫升清水，放入花生，加盖烧开后转小火煮约30分钟至花生熟烂，放入白糖，煮至白糖完全溶化。

③把米糊倒入锅中拌匀，煮沸即可。

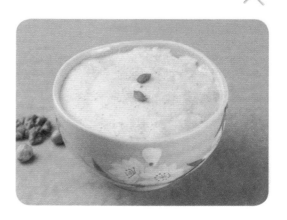

榛 子

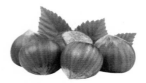

别 名	性味归经	推荐用量	热 量	蛋白质	脂 肪	胆固醇
山板栗、槌子、尖栗	性平，味甘；归脾、胃、肾经	每日30克	2267千焦/100克	24.3克/100克	44.8克/100克	－

❀ 降脂关键

◎榛子具有降低胆固醇的作用，不但可以避免肉类中饱和脂肪酸对身体的危害，还能有效防止心脑血管疾病的发生。

❀ 选购保存

宜选购颗粒饱满、果仁肥白而圆，闻之味香，食之无"哈喇味"的榛子。贮藏要求低温、低氧、干燥、避光，适宜气温15℃以下，相对湿度60%以下，暗光，否则脂肪转化而产生"哈喇味"不能食用。

❀ 食用注意

榛子是"四大坚果"之一，榛子果实酥香可口、营养丰富，既可生食亦可炒食。

宜： 榛子适宜饮食减少、体倦乏力、眼花、肌体消瘦、癌症、糖尿病、高脂血症患者食用。

忌： 胆功能严重不良者、泄泻便溏者忌食。

❀ 搭配宜忌

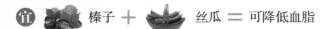

宜　榛子 ＋ 丝瓜 ＝ 可降低血脂

宜　榛子 ＋ 莲子 ＝ 调理身体

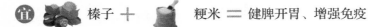

宜　榛子 ＋ 粳米 ＝ 健脾开胃、增强免疫

忌　榛子 ＋ 牛奶 ＝ 会影响营养吸收

榛子小米粥

●原料　水发大米150克，水发小米100克，熟榛子仁80克

●做法

①熟榛子仁切小块，再剁成细末备用。

②砂锅中注水烧开,倒入洗净的大米,再放入洗好的小米搅匀，使米粒散开,加盖煮沸后用小火煮约30分钟至米粒熟软。

③揭盖，搅拌均匀，续煮片刻，关火后盛出煮好的米粥装入汤碗中，撒上榛子仁末即成。

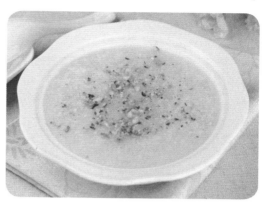

榛子腰果酸奶

●原料　腰果30克，熟榛子仁25克，枸杞8克，酸奶100毫升

●做法

①锅中注油烧至三成热，放入洗好的腰果，炸约半分钟至熟透后捞出，放凉。

②将熟榛子仁剁成细末，放凉的腰果切成末。

③将酸奶倒入碗中拌匀,放入榛子快速搅拌，使食材混合均匀，取一果汁杯，盛入拌好的材料，撒上腰果末、枸杞即成。

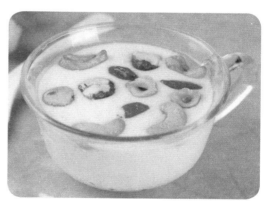

桂圆榛子粥

●原料　榛子30克，桂圆肉20克，玉竹20克，大米90克

●做法

①将榛子去壳、皮，洗净，切碎；桂圆肉、玉竹洗净；大米泡发洗净。

②锅置火上，注入清水，放入大米，用旺火煮制米粒开花。放入榛子碎、桂圆肉、玉竹，用中火煮至熟后即可。

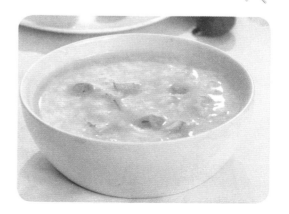

巴旦木仁

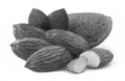

别 名	性味归经	推荐用量	热 量	蛋白质	脂 肪	胆固醇
巴旦杏	性微温，味甘、酸；归肺经	每日10~20克	2350千焦/100克	23.9克/100克	45.4克/100克	—

❀ 降脂关键

◎ 不饱和脂肪酸。巴旦木仁中高达70%的不饱和脂肪酸能帮助降低"坏胆固醇"水平，食用巴旦木仁可以有效降低人体胆固醇及甘油三酯含量，减少高血压、心脏病等心脑血管疾病和很多慢性病发作的潜在威胁。

❀ 选购保存

宜选购不发霉或染色的巴旦木仁，其颜色要均匀统一，此外，优质新鲜的巴旦木仁气味香甜，宜放在密封的盒子里保存。

❀ 食用注意

巴旦木仁富含维生素E，是年轻女士做面膜的好材料，巴旦木仁油在医药、食品和化妆业具有广泛用途。由于它具有营养、消炎、止痛的作用，因而对痤疮、皮炎等皮肤病有良好疗效，也可用来减轻耳痛和灼痛处理的疼痛。

宜： 高血压、冠心病、脑血栓、动脉硬化、心脏病、神经衰弱、皮肤过敏、肺炎、气管炎、小儿佝偻、糖尿病、儿童癫痫病、胃病等疾病患者。

忌： 阴虚咳嗽者及泻痢便溏者忌食。

❀ 搭配宜忌

宜　巴旦木仁 ＋ 桂花 ＝ 乌发亮颜

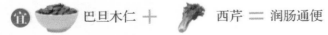

宜　巴旦木仁 ＋ 西芹 ＝ 润肠通便

忌　巴旦木仁 ＋ 百合 ＝ 清热滋阴

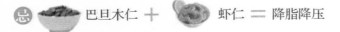

忌　巴旦木仁 ＋ 虾仁 ＝ 降脂降压

巴旦木仁炒西芹

●原料　巴旦木仁50克，西芹50克，彩椒60克，蒜片、姜丝各少许

●调料　盐2克，水淀粉4毫升，橄榄油适量

●做法

①洗净所有食材，西芹、彩椒均切成段；将西芹段、彩椒段焯煮后捞出，沥干。

③锅入适量橄榄油，放蒜片、姜丝爆香，倒入焯过水的食材炒匀，加盐调味，倒入巴旦木仁炒至食材入味即可。

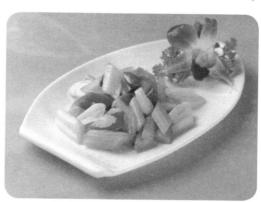

巴旦木仁蔬菜沙拉

●原料　巴旦木仁30克，荷兰豆90克，圣女果100克

●调料　盐、橄榄油各适量，沙拉酱15克

●做法

①洗净圣女果对半切开；荷兰豆洗净，切段。

②锅中注水烧开，放少许盐、橄榄油，倒入荷兰豆段煮1分钟至熟，捞出沥干。

③圣女果放碗中，加入荷兰豆段、盐、橄榄油、沙拉酱、巴旦木仁拌匀即可。

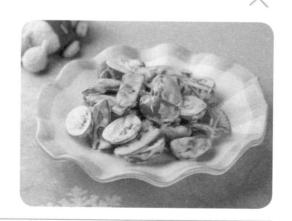

豆腐巴旦木仁花生粥

●原料　豆腐、巴旦木仁、花生仁各20克，大米110克

●调料　盐2克，味精1克

●做法

①巴旦木仁、花生仁均洗净；豆腐洗净，切小块；大米洗净，泡发半小时。

②锅入水，放入大米用大火煮至米粒开花。

③放入巴旦木仁、豆腐、花生仁，改用小火煮至粥浓稠时，调入盐、味精即可。

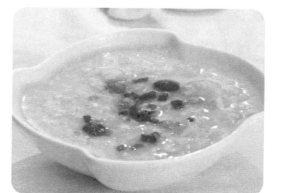

葵花子

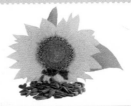

别 名	性味归经	推荐用量	热 量	蛋白质	脂 肪	胆固醇
葵瓜子、向日葵子、瓜子	性平，味甘；归心、大肠经	每日40克	2534千焦/100克	16.7克/100克	53.4克/100克	—

❀ 降脂关键

◎植物固醇、磷脂。葵花子中所含植物固醇和磷脂，能够抑制人体内胆固醇的合成，防止血浆胆固醇过多和动脉硬化；其所含丰富的钾元素对保护心脏功能，预防高血脂颇多裨益。

❀ 选购保存

宜选购片粒阔大、子仁饱满、壳面光洁、杂质少的葵花子。保存宜放入密闭的玻璃瓶或塑料盒里，防潮防虫蛀，葵花子不宜长时间保存，因其富含油脂，易变质。

❀ 食用注意

葵花子含有大量的食用纤维，每7克葵花子中就含1克食物纤维，比苹果的食用纤维含量高很多。

宜：葵花子适宜血痢、痈肿、便秘、动脉粥样硬化、高血脂、高血压、冠心病、脑梗死患者食用。

忌：但肝脏病、出血性疾病、急性肠炎、慢性肠炎等患者忌食。

❀ 搭配宜忌

宜 葵花子 ＋ 芹菜 ＝ 可降低血脂、通便润肠

宜 葵花子 ＋ 鸡蛋 ＋ 白糖 ＝ 治湿毒带下

忌 葵花子 ＋ 羊肉 ＝ 易引起腹胀、胸闷

忌 葵花子 ＋ 青瓜 ＝ 导致腹泻

葵花子仁苹果牛奶汁

●**原料**　葵花子仁50克，苹果1个，牛奶200毫升

●**调料**　蜂蜜、食用油各适量

●**做法**

①葵花子仁入油锅内爆炒1分钟。

②苹果洗净，切成小块。

③把葵花子仁、苹果块、牛奶放入榨汁机中压榨成汁，调入蜂蜜即可。

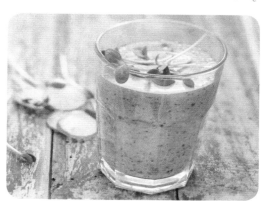

葵花子仁芦荟粥

●**原料**　葵花子仁、芦荟各适量，大米100克

●**调料**　盐3克

●**做法**

①大米泡发洗净；芦荟洗净，切小片；葵花子仁洗净泡发。

②锅入水，放入大米，用大火煮至米粒绽开。

③放入芦荟片、葵花子仁，用小火煮至粥成，加盐调味即可。

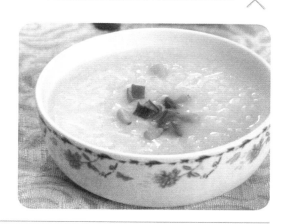

葵花子仁燕麦牛奶糊

●**原料**　燕麦100克，葵花子仁50克，牛奶200毫升

●**做法**

①将葵花子仁、牛奶放入榨汁机中搅拌均匀。

②把牛奶放入锅中，加热至60℃左右时加入燕麦，煮5分钟即可。

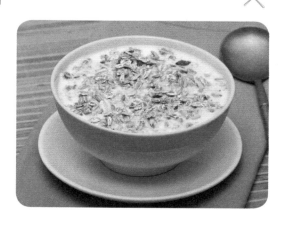

腰果

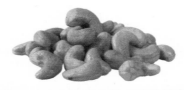

别 名	性味归经	推荐用量	热 量	蛋白质	脂 肪	胆固醇
肾果、树花生、鸡腰果	性平，味甘；归脾、胃、肾经	每日30克	2183千焦/100克	17.3克/100克	36.7克/100克	—

◎ 降脂关键

◎不饱和脂肪酸。腰果中所含的脂肪多为不饱和脂肪酸，其中油酸占总脂肪酸的67.4%，亚油酸占19.8%，有降低血液中胆固醇和血压的作用，是高血脂、冠心病患者的食疗佳果。

◎ 选购保存

挑选外观呈完整月牙形，色泽白，饱满，气味香，油脂丰富，无蛀虫、斑点者为佳。腰果不宜久存，应存放于密封罐中，放入冰箱冷藏保存，或放在阴凉处、通风处，避免阳光直射。

◎ 食用注意

腰果除生食之外，也可加工成果汁、果冻、果酱、蜜饯，还可用来酿酒等，并有利水、除湿、消肿的功效，可防治肠胃病、慢性痢疾等。

宜： 腰果适宜便秘、风湿性关节炎、高血压、高血脂、尿结石等患者食用。

忌： 因腰果富含油脂，胆功能严重不良者、肠炎腹泻患者、痰多肥胖的人忌用。

◎ 搭配宜忌

宜 腰果 ＋ 莲子 ＝ 养心安神

宜 腰果 ＋ 芡实 ＝ 降压降糖

宜 腰果 ＋ 薏米 ＝ 润五脏、安神

忌 腰果 ＋ 鸡蛋 ＝ 会引起腹痛腹泻

玉米腰果火腿丁

●**原料** 鲜玉米粒120克，火腿丁80克，红椒丁、腰果、姜片、蒜末、葱段各少许

●**调料** 盐、鸡粉各2克，料酒3毫升，水淀粉、食用油各适量

●**做法**

①玉米粒焯煮断生，腰果炸至香脆，火腿丁炸至肉质脆嫩捞出。

②用油起锅，放姜、蒜、葱、红椒块爆香，倒玉米粒、火腿丁略炒，淋料酒，加腰果、盐、鸡粉炒匀，勾芡即成。

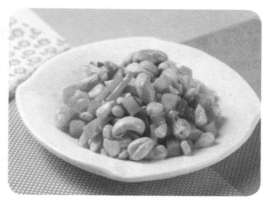

腰果大米甜粥

●**原料** 腰果20克，大米80克，葱8克

●**调料** 白糖3克

●**做法**

①大米泡发洗净；腰果洗净；葱洗净，切花。

②锅入清水，放入大米煮至米粒开花。

③放入腰果同煮至浓稠状，调入白糖拌匀，撒上葱花即可。

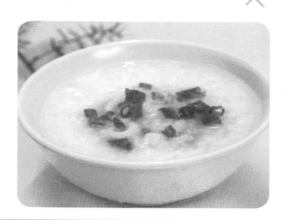

芥蓝腰果炒香菇

●**原料** 芥蓝130克，鲜香菇55克，腰果50克，红椒圈25克，姜、蒜、葱段各少许

●**调料** 盐、鸡粉、料酒、食用油适量

●**做法**

①洗净所有食材。芥蓝切段，香菇切丝；均焯煮至断生；腰果炸约1分钟捞出。

②用油起锅，爆香姜片、蒜末、葱段，倒入焯煮过的食材炒匀，淋入料酒，加盐、鸡粉炒匀，再放红椒圈炒至熟透，再倒入腰果炒匀即可。

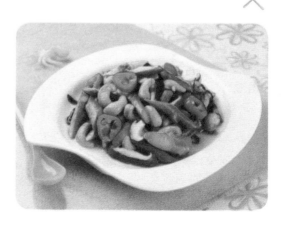

腰果黄豆浆

●**原料** 黄豆40克，腰果25克，莲子、板栗、薏米各适量

●**调料** 冰糖适量

●**做法**

①黄豆、薏米分别浸泡至软，捞出洗净；腰果洗净；板栗去皮洗净；莲子去心，泡软。

②将黄豆、腰果、莲子、板栗、薏米放入豆浆机中，加入适量纯净水，搅打成豆浆，煮沸后加入冰糖拌匀即可。

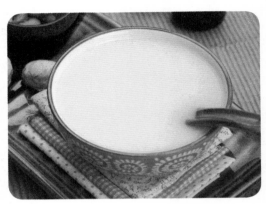

腰果葱油白菜心

●**原料** 腰果50克，大白菜350克，葱条20克

●**调料** 盐2克，鸡粉2克，水淀粉、食用油各适量

●**做法**

①大白菜洗净切块；腰果入油锅炸出香味，捞出备用。

②锅底留油，放葱条爆香捞出，放大白菜翻炒，放入盐、鸡粉炒匀，加水淀粉勾芡，盛出装碗，撒上炸香的腰果即可。

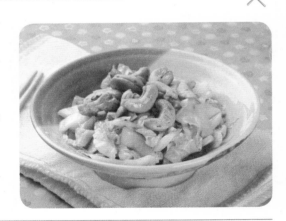

腰果红豆黑米粥

●**原料** 腰果30克，黑米50克，红豆30克，茉莉花适量，莲子、花生仁各20克

●**调料** 白糖5克

●**做法**

①黑米、红豆均泡发洗净，腰果、莲子、花生仁、茉莉花均洗净。

②锅入清水，放入黑米、红豆、腰果、莲子、花生仁煮开。

③加入茉莉花同煮至浓稠状，调入白糖拌匀即可。

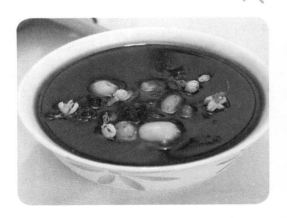

Part 6

39种常用降脂中药材

　　随着高血脂和心脑血管疾病的频发，目前市售的各类降血脂药物五花八门，如苯氧芳酸类、他汀类、激素类及不饱和脂肪酸与磷脂类等有副作用的药物，危害人们的健康。大部分药物对胃肠道的刺激作用比较明显，对肝肾功能的损害以及皮肤过敏反应比较多见。而对比中药材，其药效虽不如西药降脂快，但是相比较来说更安全、健康。

　　中药材常作为人们生活中的保健食材而备受关注，殊不知中药也有妙用，也能作为某些疾病的对症药物使用。现代的一些科学实验也证明，有些中药同样含有降压降脂的有效成分，对高血脂、高血压及心脑血管疾病等有着显著的疗效。要注意的是，中药降脂成分不多，可以说微乎其微，但是坚持服用，效果也较显著。

菊花

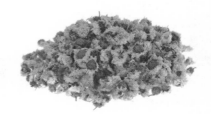

别 名	性味归经	使用禁忌
金精、甘菊、真菊	性微寒，味甘、苦；归肺、肝经	菊花是明目解热之佳品，体虚、脾虚、胃寒、食少泄泻患者宜少用

☯ 功效主治

菊花具有疏风、清热、明目、解毒的功效。常用于治疗头痛、眩晕、目赤、心胸烦热、疔疮、肿毒等病症。现代药理研究表明，菊花还具有治疗冠心病、降低血压、预防高血脂、抗菌、抗病毒、抗炎、抗衰老等多种药理活性。

☯ 降脂作用

菊花中含有的黄酮成分有显著降低血脂的作用，菊花中的成分能提高高密度脂蛋白胆固醇含量，降低低密度脂蛋白胆固醇含量，还能抑制胆固醇含量升高，从而起到防治高血脂的作用。

☯ 选购保存

以花朵完整，清香，无杂质，色黄、白者为佳。置阴凉干燥处，密闭保存，防霉，防蛀。

菊花山楂茶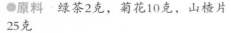

●原料　绿茶2克，菊花10克，山楂片25克

●做法

①将绿茶、菊花、山楂片用清水稍作冲洗。

②将菊花和山楂片入锅，加水适量煎取浓汁。

③将绿茶倒入杯中，用药汁冲泡即可。

●功效　本品中的菊花和山楂片都有降压消脂的功效，能防治高血脂。

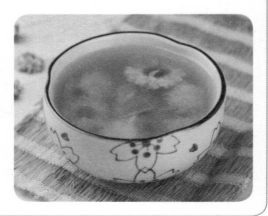

柴 胡

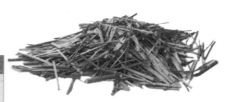

别　名	性味归经	使用禁忌
地熏、山菜、茹草、柴草	性微寒，味苦；归肝、胆经	凡阴虚所致的咳嗽、潮热不宜用柴胡；肝火上逆者慎用

❂ 功效主治

柴胡有和解表里、疏肝、升阳等功效。主治寒热往来、胸满肋痛、口苦耳聋、头痛目眩、疟疾、下痢脱肛、月经不调、子宫下垂等病症。在临床上，常用柴胡的提取液治疗病毒性肝炎、高血脂、流行性腮腺炎、病毒性角膜炎、红斑等症。

❂ 降脂作用

柴胡中所含的柴胡皂苷可有效改善肝、胆的功能，能促进体内的脂质代谢，降低血清中的甘油三酯和胆固醇的含量，从而达到降低血脂的目的。

❂ 选购保存

选购柴胡时，以根条粗长、无茎苗、须根少者为佳。置于通风干燥处保存，防霉，防潮。

柴胡大黄茶　　　　　　　　　　　　　　🍴

●**原料**　柴胡10克，大黄3克，黄芩10克
●**做法**
①将柴胡、大黄、黄芩用清水冲洗净，均放入砂锅中。加适量清水没过药材，煮沸后转小火煎煮20分钟。
②滤取药汁，倒入杯中即可饮用。
●**功效**　本品中的大黄含有大黄素，能促进胆固醇排泄，柴胡能降低血清中胆固醇含量，所以能防治高血脂。

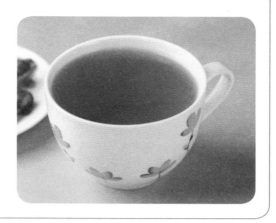

灵芝

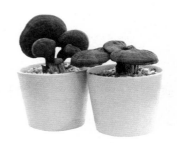

别名	性味归经	使用禁忌
灵芝草、菌灵芝、菌芝、赤芝	性温，味淡、苦；归心、肺、肝、脾经	少数病人服用灵芝后会出现不良反应，应停用

❂ 功效主治

　　灵芝被誉为"仙草"，具有益气血、安心神、健脾胃等功效。现代药理研究表明，灵芝可有效扩张冠状动脉，增加冠脉血流量，改善心肌微循环，增强心肌氧和能量的供给，因此对心肌具有保护作用，可广泛用于冠心病、高脂血症等疾病的治疗和预防。

❂ 降脂作用

　　灵芝中所含的多种氨基酸、三萜化合物可有效增强人体中枢神经系统机能，增强人体的血液循环，促进代谢，从而降低血清总胆固醇、甘油三酯及低密度脂蛋白胆固醇的含量，预防高血脂。

❂ 选购保存

　　灵芝以体大、色泽鲜艳者为佳。置于通风干燥处保存，防潮，防蛀。

灵芝茶

●原料　灵芝20克

●做法

①将灵芝用清水冲洗净。

②将灵芝放入砂锅中，加适量清水，煮沸后转小火煎煮20分钟。

③滤取药汁，倒入杯中即可饮用。

●功效　本品中的灵芝能增加食欲、改善睡眠、降低血脂，长期服用对高血脂有较好的预防效果。

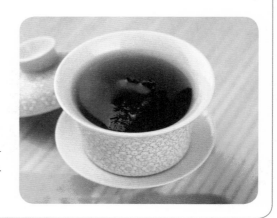

红 花

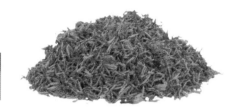

别　名	性味归经	使用禁忌
红蓝花、刺红花、草红花	性温，味辛；归心、肝经	孕妇忌服；因其会刺激子宫收缩，故月经过多、有出血倾向者也不宜用

☸ 功效主治

　　红花具有活血通经、化淤止痛的功效。主治闭经、症瘕、难产、死胎、产后恶露不尽、淤血作痛、痈肿、跌打损伤。红花还用于眼科清热消炎，可治目赤红肿。现代药理研究表明，红花水的提取物有增加冠状动脉血流量及心肌营养性血流量的作用，所以对高血脂、冠心病等有一定预防和治疗作用。

☸ 降脂作用

　　红花泡水或其醇提取液能降低血清总胆固醇、甘油三酯、磷脂等血脂水平，改善血脂总体偏高的状况。此外，红花油能扩张血管，在一定程度上可预防高血脂引起的动脉粥样硬化。

☸ 选购保存

　　以干燥，无杂质，有芳香味者为佳。置于通风干燥处保存，防潮。

红花茶

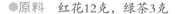

●原料　红花12克，绿茶3克

●做法

①将红花放入砂锅，加适量清水，煮沸后转小火煎煮15～20分钟。

②绿茶放入茶杯，将锅内药汁倒入杯中，静置3～5分钟即可饮用。

●功效　本品中的红花能活血化瘀，对降低血脂有较好的防治作用。

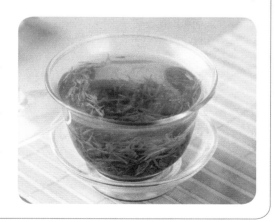

黄 精

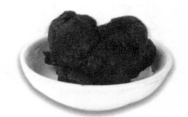

别 名	性味归经	使用禁忌
黄之、鸡头参、龙街、太阳草	性平，味甘；归肺、脾、肾经	虚寒泄泻、痰湿、痞满、气滞者忌服

⊛ 功效主治

黄精具有补气养阴、健脾、润肺、益肾的功效。可用于治疗虚损寒热、脾胃虚弱、体倦乏力、口干食少、肺虚燥咳、精血不足、内热消渴以及病后体虚食少、筋骨软弱、风湿疼痛等症。现代药理研究表明，黄精的煎剂具有降血压，降血糖，降血脂，防止动脉粥样硬化，延缓衰老和抗菌等作用。

⊛ 降脂作用

黄精中含有的黄精皂苷能降低血清总胆固醇、甘油三酯含量，有显著的降脂作用。此外，黄精还能有效阻止脂肪在组织血管中沉积，从而起到防治高血脂的作用。

⊛ 选购保存

以味清香，无杂质，无霉味者为佳。置于通风干燥处保存，防霉，防蛀。

黄精首乌桑寄生茶

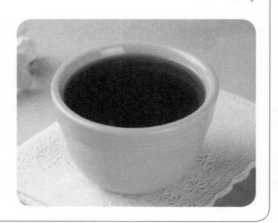

●原料　黄精10克，首乌10克，桑寄生10克

●做法
①将黄精、首乌、桑寄生分别用清水冲洗净。
②将黄精、首乌、桑寄生放入砂锅中，加适量清水，煮沸后转小火煎煮20分钟即可。

●功效　本品中能清热养血、活血化瘀，能降低血压和血脂，长期饮用对高血脂有较好的防治效果。

杜 仲

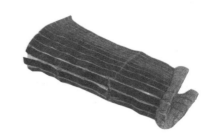

别 名	性味归经	使用禁忌
思仙、思仲、石思仙、丝楝树皮	性温，味甘、微辛；归肝、肾经	阴虚火旺者慎服，且不宜与蛇皮、玄参一起服用

❀ 功效主治

　　杜仲具有降血压、补肝肾、强筋骨、安胎气等功效。可用于治疗腰脊酸疼、足膝痿弱、小便余沥、阴下湿痒、筋骨无力、妊娠漏血、胎漏欲坠、胎动不安、高血压病等。现代药理研究也证明，杜仲的提取液对降低血压有很大的作用，所以对治疗高血压有效。

❀ 降脂作用

　　杜仲中所含的维生素E和微量元素，能明显降低胆固醇含量，能改善血脂中成分的分布状态，调节血脂，从而起到防治高血脂的作用。

❀ 选购保存

　　以皮厚而大，糙皮刮净，外面黄棕色，内面黑褐色而光，折断时白丝多者为佳；皮薄、断面丝少或皮厚带粗皮者质次。置通风干燥处保存，防潮、防蛀。

杜仲银杏叶茶

●原料　杜仲10克，银杏叶10克

●做法

① 将杜仲、银杏叶分别用清水冲洗净。

② 将杜仲、银杏叶放入砂锅中，加适量清水，煮沸后转小火煎煮20分钟。

③ 滤取药汁，倒入杯中即可饮用。

●功效　本品中的银杏叶能降低血压和血脂，杜仲则能改善血脂中的成分，对高血脂有较好的疗效。

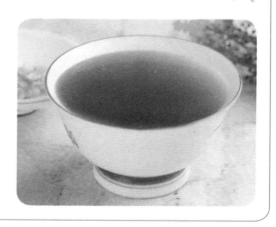

人参

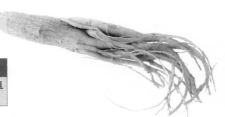

别名	性味归经	使用禁忌
山参、园参、神草、地精、棒槌	性平，味甘、微苦；归脾、肺经	不能与藜芦、五灵脂制品同服，且服药期间不宜同吃萝卜或喝浓茶

❀ 功效主治

　　人参有大补元气、复脉固脱、补脾益肺、生津安神等功效。现代药理研究证明，人参的醇提取液对心脏的作用与强心苷相似，能提高心肌收缩力，使其收缩加强，对心肌也有保护作用。另外，人参对冠状动脉、脑血管、眼底血管有扩张作用，还能改善血脂，降低血中胆固醇含量，能预防高血脂。

❀ 降脂作用

　　人参中含有的人参皂苷能抑制胰脂肪酶的活性，能降低血清中胆固醇及甘油三酯的含量，升高血清高密度脂蛋白胆固醇的含量，从而达到降低血脂的作用。

❀ 选购保存

　　以质硬，断面淡黄白色，显粉性，形成层环纹棕黄色，皮部有黄棕色的点状树脂道及放射状裂隙，香气特异，味微苦、甘甜者为佳。置通风干燥处保存。

人参茯苓麦冬茶

●原料　人参、茯苓各10克，麦冬8克

●做法

①将人参、茯苓、麦冬分别用清水冲洗净。

②将人参、茯苓、麦冬放入砂锅中，加适量清水，煮沸后转小火煎煮20分钟。滤取药汁，倒入杯中即可饮用。

●功效　本品能清热利湿，补气养血，对高血脂，高胆固醇，冠心病，老年性水肿等均有一定疗效。

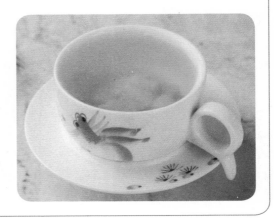

西洋参

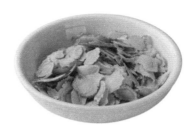

别　名	性味归经	使用禁忌
西洋人参、洋参、花旗参	性凉，味甘、微苦；归心、肺、肾经	体质虚寒、胃有寒湿、风寒咳嗽、消化不良的人不宜食用

❀ 功效主治

西洋参有益肺阴、清虚火、生津止渴等功效。现代药理研究表明，西洋参可以降低血液凝固性、抑制血小板凝聚、抗动脉粥样硬化，可以抗心律失常、心肌缺血、心肌氧化，强化心肌收缩能力，防治高血脂。

❀ 降脂作用

西洋参中含有的皂苷成分能降低血清低密度脂蛋白胆固醇含量，升高高密度脂蛋白水平，从而有效地降低血脂水平。

❀ 选购保存

西洋参的成品为表面浅黄褐色或黄白色，可见横向环纹及线状皮孔，并有细密浅纵皱纹及须根痕。以体重，质坚实，不易折断，断面平坦，浅黄白色，略显粉性，气微而特异，味微苦、甘者为佳。置通风干燥处保存，防潮、防蛀。

西洋参三七茶

● 原料　西洋参8克，三七粉5克

● 做法

① 将西洋参用清水冲洗净。

② 将西洋参、三七粉放入砂锅中，加适量清水，煮沸后转小火煎煮15~20分钟。

③ 滤取药汁，倒入杯中即可饮用。

● 功效　本品能活血化瘀，补益肺阴，对高血脂有一定疗效。

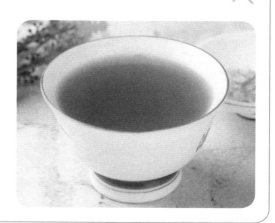

丹 参

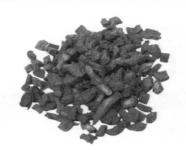

别　名	性味归经	使用禁忌
紫丹参、山红萝卜、活血根、大红袍	性微温，味苦；归心、肝经	出血不停的人慎用；服用后有不良反应者，应减少用量

❀ 功效主治

　　丹参具有活血化瘀、安神宁心、排脓、止痛的功效。现代药理研究表明，丹参能使主动脉粥样硬化斑块形成的面积明显减小，血清总胆固醇、甘油三酯均有一定程度的降低，能防治高血脂。

❀ 降脂作用

　　丹参中含有的有效成分丹参素对降低血浆胆固醇、甘油三酯效果显著，还可提高血脂中高密度脂蛋白胆固醇的含量，降低肝脏中甘油三酯含量，从而有效地降低血脂。

❀ 选购保存

　　以质坚且脆，断面疏松，皮部暗棕红色，木质部灰黄色或紫褐色，维管束黄白色，条粗者为佳。置通风干燥处保存，防潮、防蛀。

丹参山楂三七茶 ✕

●原料　三七5克，山楂10克，丹参15克

●做法

①将丹参、山楂、三七分别用清水冲洗净。

②将丹参、山楂、三七放入砂锅中，加适量清水，煮沸后转小火煎煮20分钟。

③滤取药汁，倒入杯中即可饮用。

●功效　本品能活血化瘀，降压降脂，长期饮用对高血压、高血脂及高血糖均有一定疗效。

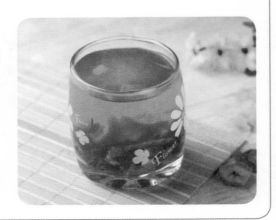

女贞子

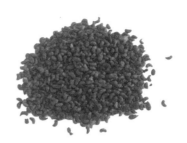

别　名	性味归经	使用禁忌
女贞、女贞实、冬青子	性平，味苦、甘；归肝、肾经	女贞子多煎煮成药汤内服，脾胃虚寒泄泻及阳虚者忌服

功效主治

　　女贞子具有补肝肾、强腰膝的功效。动物实验表明，本品对实验性高脂血症有降低血清总胆固醇及甘油三酯含量，并使主动脉脂质斑块及冠状动脉粥样硬化斑块形成消减，能明显降低血清总胆固醇、过氧化脂质、动脉壁总胆固醇含量，降低动脉粥样硬化的发生率，能防治高血脂。

降脂作用

　　女贞子中含有一种叫齐墩果酸的物质，能降低血清总胆固醇、低密度脂蛋白胆固醇以及极低密度脂蛋白胆固醇含量，还能提高高密度脂蛋白胆固醇的含量，从而起到降低血脂的作用。

选购保存

　　以紫黑色，油性，无臭，味甘、微苦涩者为佳。置通风干燥处保存，防潮。

女贞子山楂茶

●原料　女贞子10克，山楂15克

●做法

①将女贞子、山楂分别用清水冲洗净。

②将女贞子、山楂放入砂锅中，加适量清水，煮沸后转小火煎煮20分钟。

③滤取药汁，倒入杯中即可饮用。

●功效　本品能降低血清中胆固醇的含量，预防动脉粥样硬化，防治高血脂。

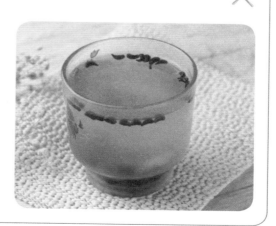

姜黄

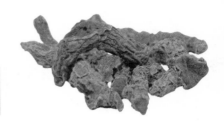

别名	性味归经	使用禁忌
毛姜黄、黄姜	性温，味辛；归脾、肝经	凡血虚臂痛、血虚腹痛，而非瘀血凝滞、气机上逆作胀者慎用

❋ 功效主治

具有行气破瘀，通经止痛的功效。主治胸腹胀痛，肩臂痹痛，月经不调，闭经，跌打损伤等病症。现代药理研究表明，本品的有效成分能促进胆汁的分泌，促进人体消化吸收，加快胃肠蠕动，促进胆固醇排泄。另外，还能降低血压，故能防治高血压、高血脂。

❋ 降脂作用

姜黄中所含的姜黄素能减少肝脏中甘油三酯、游离脂肪酸和血液中游离脂肪酸的含量，提高血清总胆固醇和高密度脂蛋白胆固醇的含量，还能抑制脂肪酸的合成，所以能降低血脂。

❋ 选购保存

以质坚实、断面金黄、香气浓厚者为佳。置通风干燥处保存，防潮、防蛀。

姜黄决明子降脂茶

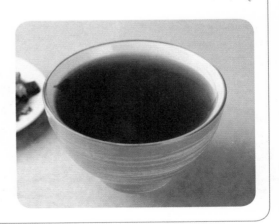

●原料　姜黄6克，决明子15克，何首乌6克，灵芝10克

●做法

①将姜黄、决明子、何首乌、灵芝分别用清水冲洗净。

②将姜黄、决明子、何首乌、灵芝放入砂锅中，加适量清水，煮沸后转小火煎煮20分钟。

③滤取药汁，倒入杯中即可饮用。

●功效　本品能活血化瘀、养血助眠，养肝明目，降压降脂。

何首乌

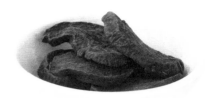

别　名	性味归经	使用禁忌
地精、首乌、陈知白、马肝石	性微温，味苦、甘、涩；归肝、肾经	大便溏泄及有湿痰者不宜服用何首乌；忌与葱、蒜、猪血同食

❀ 功效主治

何首乌是抗衰护发的滋补佳品，有补肝益肾、养血祛风的功效。治肝肾阴亏、发须早白、血虚头晕、腰膝软弱、筋骨酸痛、遗精、崩带、久疟久痢、慢性肝炎、痛肿、瘰疬、肠风、痔疾。

❀ 降脂作用

何首乌中所含的大黄酚、大黄素等物质可以促进胃肠蠕动，从而减少肠道对外源性胆固醇的吸收量，以提高胆固醇的排泄率。另外，何首乌中的卵磷脂还可预防脂肪在肝脏中沉积，加快胆固醇的代谢速度，从而有效降低血清中胆固醇。

❀ 选购保存

以体重，质坚实，不易折断，断面浅黄棕色或浅红棕色，显粉性，气味微苦而甘涩者为佳。置于通风干燥处保存，防潮、防蛀。

何首乌决明子茶

- ●原料　制首乌8克，山楂、决明子各15克，冬瓜皮20克，乌龙茶3克
- ●做法
  ①将制首乌、山楂、决明子、冬瓜皮分别用清水冲洗净。
  ②将制首乌、山楂、决明子、冬瓜皮放入砂锅中，加适量清水，煮沸后转小火煎煮20分钟。
  ③乌龙茶放入茶杯，滤取药汁倒入杯中，加盖闷3~5分钟即可饮用。
- ●功效　本品能清热、活血、养肝。

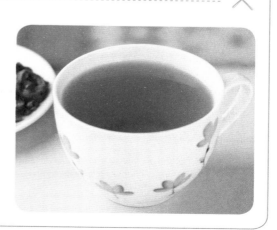

泽泻

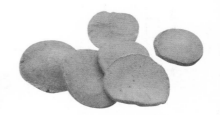

别　名	性味归经	使用禁忌
水泻、芒芋、鹄泻、泽芝、及泻	性寒，味甘；归肾、膀胱经	肾气乏绝，阳衰精自流出，肾气不固精滑，目痛，虚寒作泄者忌服

☸ 功效主治

泽泻具有利水、渗湿、泄热等功效。主治小便不利、水肿胀满、呕吐、泻痢、痰饮、脚气、淋病、尿血。冬季产的正品泽泻利尿效力最大，春泽泻效力稍差，泽泻草根及春季产的泽泻须则均无利尿作用。

☸ 降脂作用

泽泻的醇提取物中含有泽泻醇A、泽泻醇B以及泽泻醇A醋酸酯等成分，可以降低外源性胆固醇在小肠的吸收率，加速胆固醇的排出，从而降低血清总胆固醇的含量，防治高血脂。

☸ 选购保存

泽泻的成品质坚实，断面黄白色，粉性，有多数细孔，气微，味微苦。以块大、黄白色、光滑、质充实、粉性足者为佳。置通风干燥处保存，防潮、防蛀。

泽泻丹参首乌茶

●原料　绿茶5克，何首乌、泽泻、丹参各10克

●做法

①将绿茶、何首乌、泽泻、丹参分别用清水冲洗净。

②将绿茶、何首乌、泽泻、丹参放入砂锅中，加适量清水，煮沸后转小火煎煮20分钟。

③滤取药汁，倒入杯中即可饮用。

●功效　本品能活血化瘀、清热利水，长期饮用对高血脂及高血压均有一定疗效。

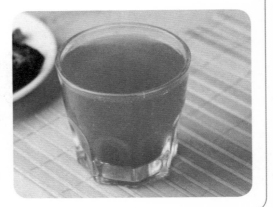

玉竹

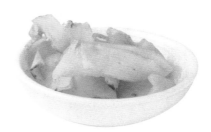

别名	性味归经	使用禁忌
委萎、山姜、芦莉花、连竹	性平，味甘；归肺、胃经	胃有痰湿气滞者忌服；脾虚便溏者慎服；体质偏寒者不宜服用

❋ 功效主治

　　玉竹是可比拟人参的补阴圣品，具有养阴润燥、除烦止渴的功效。常用于治疗燥咳、劳嗽、热病阴液耗伤之咽干口渴、内热消渴、阴虚外感、头昏眩晕、筋脉挛痛等病症。现代药理研究表明，玉竹注射液对高甘油三酯血症有一定的治疗作用，对动脉粥样硬化斑块的形成有一定的缓解作用，能防治高血脂。

❋ 降脂作用

　　玉竹的煎剂具有良好的降脂作用，其所含的铃兰苦苷与山楂、何首乌等有明显降低血脂的作用。

❋ 选购保存

　　玉竹的成品质硬而脆，或柔韧，易折断，断面角质样或显颗粒状，气微，味甘，嚼之发粘。以条长、肥状、色黄白者为佳。置通风干燥处保存。

玉竹燕麦枸杞粥

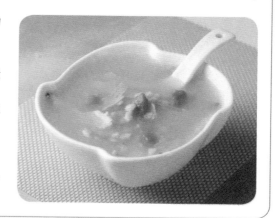

●**原料**　玉竹15克，燕麦100克，枸杞、蜂蜜适量

●**做法**

①玉竹、枸杞分别用清水冲洗，燕麦淘洗干净。

②砂锅内注入适量清水煮沸，放入玉竹、燕麦同煮粥。

③待燕麦熟软，放枸杞同煮至熟透，盛入碗中，调入少许蜂蜜即可食用。

●**功效**　本品能清热息风，长期服用对高血脂有一定疗效。

决明子

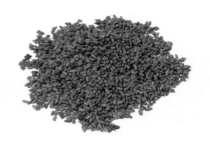

别　名	性味归经	使用禁忌
狗屎豆、假绿豆、羊角豆	性凉，味甘、苦；归肝、肾、大肠经	脾虚、泄泻及低血压的患者都不宜服用

⊛ 功效主治

　　决明子具有清热明目、润肠通便的功效。用于目赤涩痛、头痛眩晕、目暗不明、大便秘结、风热赤眼、高血压、肝炎、肝硬化腹水等病症。实验表明，本品可降低血浆胆固醇、甘油三酯，并降低肝中甘油三酯的含量，故能防治高血脂。

⊛ 降脂作用

　　决明子中所含的植物固醇及大黄素蒽酮，可以有效降低血清总胆固醇水平，提高高密度脂蛋白胆固醇含量，从而起到调节和改善高血脂的作用。

⊛ 选购保存

　　决明子的成品质坚硬，不易破碎，横切面可见薄的种皮和黄色子叶，气微，味微苦。以颗粒饱满、色绿棕者为佳。置通风干燥处保存，防潮。

决明子海带汤 🍴

●原料　决明子15克，海带100克，盐2克，鸡粉2克

●做法

①海带洗净切块，打成海带结；决明子用清水冲洗干净，稍浸泡。

②砂锅中注入适量清水烧开，放入决明子和海带结，煮沸后加盖，用小火煮20分钟，至食材熟透。

③放入少许盐、鸡粉搅匀调味，盛入汤碗中即可食用。

●功效　本品能养肝明目、祛脂降压。

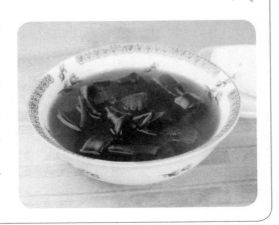

川芎

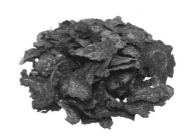

别　名	性味归经	使用禁忌
山鞠穷、雀脑芎、京芎、贯芎	性温，味辛；归肝、胆、心包经	阴虚火旺、上盛下虚之人忌服；月经过多，孕妇及出血性疾病慎服

⊛ 功效主治

　　川芎具有行气开郁、祛风燥湿、活血止痛的功效。用于治疗风冷头痛眩晕、寒痹痉挛、难产、产后淤阻腹痛、痈疽疮疡、月经不调、闭经痛经、症瘕、胸胁刺痛、肿痛、风湿痹痛等病症。

⊛ 降脂作用

　　川芎中含有的川芎嗪能调节脂质代谢，并降低血清中的低密度脂蛋白胆固醇含量，升高高密度脂蛋白胆固醇含量，抑制血栓形成，改善微循环，从而有效降低血脂水平。

⊛ 选购保存

　　以个大饱满、质坚实、断面色黄白、油性大、香气浓者为佳。置通风干燥处保存，防蛀。

川芎银杏叶红花茶

●原料　银杏叶8克，川芎8克，红花12克

●做法
①将银杏叶、川芎分别用清水冲洗净，红花装入纱布药袋中，扎紧袋口。
②将银杏叶、川芎、红花放入砂锅中，加适量清水，煮沸后转小火煎煮20分钟。
③滤取药汁，倒入杯中即可饮用。

●功效　本品能活血化瘀，增强心脏的搏动能力，降压降脂。

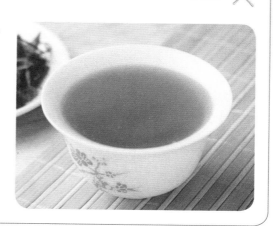

沙苑子

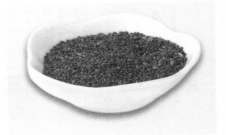

别　名	性味归经	使用禁忌
沙苑、蒺藜、沙苑蒺藜、夏黄草	性温，味甘；归肝、肾经	相火炽盛、阳强易举者忌服，肾与膀胱偏于热者禁用

❀ 功效主治

　　沙苑子具有补肝益肾、明目固精的功效。常用于治疗肾虚阳痿、遗精早泄、尿频、白带过多、腰膝酸软、腰痛、肝肾不足、目昏目暗、视力减退等病症。

❀ 降脂作用

　　沙苑子中所含的黄酮成分能显著降低甘油三酯及肝内胆固醇的含量，降低血脂。另外，沙苑子的煎剂也有明显的降酶及降脂作用，能降低血清中胆固醇和甘油三酯含量，并促使高密度脂蛋白含量升高，防治高血脂。

❀ 选购保存

　　沙苑子表面呈灰褐色或绿褐色，光滑，在凹入处有明显的种脐，质坚硬不易破碎，无臭，味淡，嚼之有豆腥气，以饱满、均匀者为佳。置通风干燥处保存，防潮、防蛀。

沙苑子菊花茶　🍴

●原料　沙苑子15克，菊花8克

●做法

①将沙苑子、菊花别用清水冲净。

②将沙苑子、菊花放入砂锅中，加适量清水，煮沸后转小火煎煮20分钟。

③滤取药汁，倒入杯中即可饮用。

●功效　本品能平肝补肾，降低血脂，降压明目，对高血压及高血脂有一定疗效。

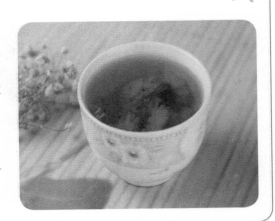

银杏叶

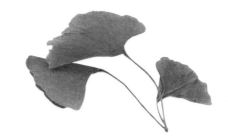

别　名	性味归经	使用禁忌
飞蛾叶、鸭脚子	味微苦，性平；归心、肺经	孕妇与儿童要慎服，有实邪病症者忌用

❋ 功效主治

　　具有益心、活血止痛、敛肺平喘、化湿止泻的功效，还具有溶解胆固醇，扩张血管的作用。对改善脑功能障碍、动脉硬化、高血压、眩晕、耳鸣、头痛、老年痴呆、记忆力减退等有明显效果。现代药理研究表明，本品能增强血管张力、扩张冠状动脉、软化血管、改善血管通透性，降低血压、降低血脂及胆固醇。

❋ 降脂作用

　　银杏叶的主要成分为黄酮类化合物，这是一种强力血小板激活因子抑制剂，主要增强血管张力、扩张冠状动脉、软化血管、降低血清胆固醇、甘油三酯，从而降低血脂，使血液黏稠度降低。

❋ 选购保存

　　以叶片完整，无杂质，干净，清香者为佳。置通风干燥处保存。

银杏叶茶

●原料　银杏叶12克

●做法

①将银杏叶分别用清水冲净。

②将银杏叶放入砂锅中，加适量清水，煮沸后转小火煎煮20分钟。

③滤取药汁，倒入杯中即可饮用。

●功效　本品中银杏叶能够降压、降血脂，能改善心脑血管及周围血管微循环，对防治高血压及高血脂有极好的效果。

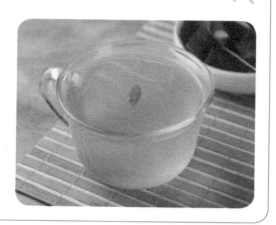

罗布麻

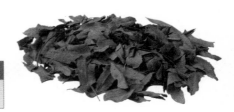

别　名	性味归经	使用禁忌
红麻、茶叶花、红柳子	味淡涩，性凉，有小毒；归肝经	本品一般无禁忌，但不宜食用过量

❂ 功效主治

　　具有清火、降压、强心、利尿的功效。主治心脏病、高血压、神经衰弱、肝炎腹胀、肾炎水肿等病症。现代药理研究表明，罗布麻叶水浸膏能显著降低高脂血症的血清总胆固醇值、三酸甘油酯值，故能防治高血脂。

❂ 降脂作用

　　罗布麻中含有的儿茶素和槲皮素，能有效地保护毛细血管，维持其正常的抵御外力破坏的作用，降低血清中胆固醇含量，从而起到降低血脂的作用。

❂ 选购保存

　　罗布麻的枝条对生或互生，呈圆筒形，光滑无毛，紫红色或淡红色。罗布麻叶以叶片完整，叶缘有齿，无异味者为佳。置通风干燥处保存，防潮。

罗布麻降脂茶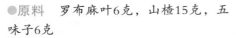

●原料　罗布麻叶6克，山楂15克，五味子6克

●做法

①将山楂、五味子分别用清水冲净。

②将罗布麻叶、山楂、五味子放入砂锅中，加适量清水，煮沸后转小火煎煮20分钟。

③滤取药汁，倒入杯中即可饮用。

●功效　本品能平肝安神、清热利水，对高血压、高血脂有一定疗效。

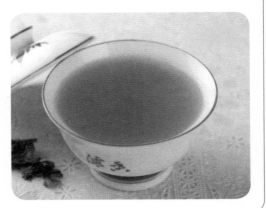

黄芩

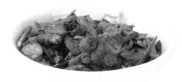

别　名	性味归经	使用禁忌
山茶根、黄芩茶、土金茶根	味苦，性寒；归心、肺、胆、大肠经	本品苦寒伤胃，故脾胃虚寒者不宜使用

❁ 功效主治

　　具有清热燥湿、凉血安胎、解毒的功效。主治温热病、上呼吸道感染、肺热咳嗽、湿热黄疸、肺炎、痢疾、咯血、目赤、胎动不安、高血压、痈肿疔疮等症。现代药理研究表明，本品能降低血清总胆固醇、血清甘油三酯含量，升高血清高密度脂蛋白胆固醇，抗动脉粥样硬化，有效防治高血脂。

❁ 降脂作用

　　黄芩中所含的黄酮类成分对降脂作用效果显著，可有效降低血清中甘油三酯的游离脂肪酸水平，提高高密度脂蛋白胆固醇含量，从而改善血脂中成分的分布状态，防治高血脂。

❁ 选购保存

　　以根条粗大，无杂质，无异味者为佳。置通风干燥处保存，防潮、防蛀。

黄芩山楂神曲茶

●原料　黄芩10克，山楂15克，神曲8克

●做法

①将黄芩、山楂分别用清水冲净。

②将黄芩、山楂、神曲放入砂锅中，加适量清水，煮沸后转小火煎煮20分钟。

③滤取药汁，倒入杯中即可饮用。

●功效　本品能降低胆固醇，防止动脉粥样硬化，对高血脂有一定疗效。

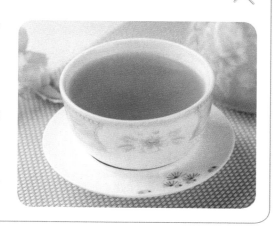

黄 芪

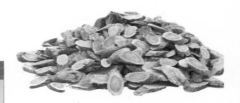

别　名	性味归经	使用禁忌
北芪、绵芪、口芪、西黄芪	性温、味甘；归肺、脾、肝、肾经	消化不良、上腹胀满和有实证、阳证者忌用；感冒及经期女性要慎用

❀ 功效主治

　　黄芪有补气固表、利尿脱毒、排脓敛疮、生肌等功效。用于慢性衰弱、中气下陷所致的脱肛、子宫脱垂、内脏下垂、崩漏带下等病症，还可用于表虚自汗及消渴（糖尿病）。现代药理研究表明，本品能加强正常心肌收缩，使血管扩张，降低血压，故能防治高血压、高血脂。

❀ 降脂作用

　　黄芪中含有的黄芪多糖，不仅能控制血糖，还能减少脂肪，能降低血清中胆固醇及甘油三酯的含量，从而起到防治高血脂的作用。

❀ 选购保存

　　以根条粗长，皱纹少、粉性足、坚实绵韧、味甘、无空心及黑心者为佳。置通风干燥处保存，防潮、防蛀。

黄芪决明子茶

●原料　黄芪15克，防己6克，白术8克，决明子15克

●做法

①将黄芪、防己、白术、决明子分别用清水冲净。

②将黄芪、防己、白术、决明子放入砂锅中，加适量清水，煮沸后转小火煎煮20分钟。

③滤取药汁，倒入杯中即可饮用。

●功效　本品能益气健脾，养肝明目，对高血脂有一定疗效。

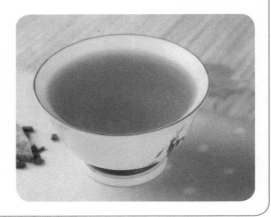

荷叶

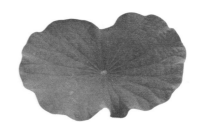

别　名	性味归经	使用禁忌
莲叶、鲜荷叶、干荷叶、荷叶炭	味苦辛、微涩，性凉；归心、肝、脾经	荷叶一般无禁忌，但孕妇禁用；荷叶不宜与桐油、茯苓等同用

✸ 功效主治

具有消暑利湿、健脾升阳、散瘀止血的功效。主治暑热烦渴、头痛眩晕、水肿、食少腹胀、泻痢、白带、脱肛、吐血、咯血、便血、崩漏、产后恶露不净、损伤瘀血等病症。另外，常饮用可降血压、血脂，防治冠心病、胆炎、胆结石、脂肪肝、肥胖症等。

✸ 降脂作用

从荷叶中提取的荷叶碱有明显的扩张血管、清热解暑、降低胆固醇的作用，其煎剂对高血脂的防治效果明显。

✸ 选购保存

以叶大、整洁、色绿、无斑点者为佳。置通风干燥处保存，防潮、防蛀。

荷叶山楂茶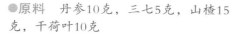

- **原料**　丹参10克，三七5克，山楂15克，干荷叶10克
- **做法**
① 将丹参、三七、山楂同研为粉末。
② 将黄荷叶放入砂锅中，加适量清水，煮沸后转小火煎煮15~20分钟，滤取药汁。
③ 取药粉10克，用荷叶水送服，每日2~3次。
- **功效**　本品能活血化瘀、清热利水，对高血脂有一定疗效。

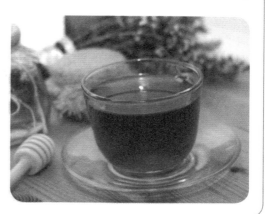

绞股蓝

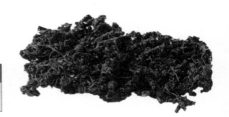

别　名	性味归经	使用禁忌
七叶胆、七叶参	性寒，味苦；归肺、脾、肾经	服用后出现不良反应者，应暂停服用

❂ 功效主治

　　绞股蓝具有降血脂、调血压、促眠、消炎解毒、止咳祛痰等功效。用于气虚体弱、少气乏力、心烦失眠、高血压病、头昏目眩、病毒性肝炎、消化道肿瘤、慢性支气管炎等。

❂ 降脂作用

　　绞股蓝中含有的绞股蓝总皂苷可抑制脂肪细胞产生游离脂肪酸，减少血脂合成，降低人体血清总胆固醇、甘油三酯含量，增加高密度脂蛋白含量，从而起到降低血脂的作用。

❂ 选购保存

　　选购绞股蓝时，以绞股蓝藤、叶完整，无杂质，气味清香者为佳。置通风干燥处保存，防潮。

绞股蓝决明三七茶

●原料　绞股蓝10克，三七花6克，决明子15克

●做法

① 将绞股蓝、决明子、三七花分别用清水冲净。

② 将绞股蓝、决明子、三七花放入砂锅中，加适量清水，煮沸后转小火煎煮20分钟。

③ 滤取药汁，倒入杯中即可饮用。

●功效　本品能降压降脂、养肝明目，对高血压、高血脂均有一定疗效。

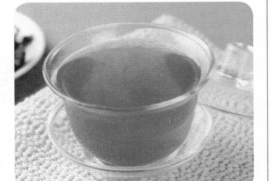

茵 陈

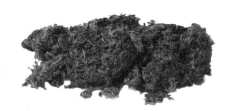

别　名	性味归经	使用禁忌
白蒿、松毛艾	性微寒，味辛；归脾、胃、肝、胆经	蓄血发黄者，热甚发黄，无湿气者慎用

✿ 功效主治

　　具有清热利湿、退黄的功效。主治黄疸、小便不利、湿疮瘙痒、传染性黄疸型肝炎等病症。药理学研究证明本品有保护肝功能、解热、抗炎、降血脂、扩张冠脉血管等作用，能促进胆汁分泌，排出胆汁中的胆酸和胆红素，还能增加心脏冠脉血流量，改善微循环，并有降血压、降血脂、抗凝血的作用。

✿ 降脂作用

　　茵陈所含的有效成分能促进胆汁分泌，从而提高肝脏内胆固醇的排泄率，降低血清中总胆固醇的含量，在很大程度上改善高血脂患者的病情。

✿ 选购保存

　　以质嫩、绵软、色灰白、香气浓者为佳。置通风干燥处保存，防潮。

茵陈山楂麦芽茶

●原料　茵陈20克，山楂15克，生麦芽15克

●做法
① 将茵陈、山楂、麦芽用清水稍作冲洗。
② 将以上药材倒入锅中，加水适量煎取浓汁。
③ 去渣取汁，倒入杯中即可饮用。

●功效　本品能清肝利胆、健脾降脂，防治高血脂。

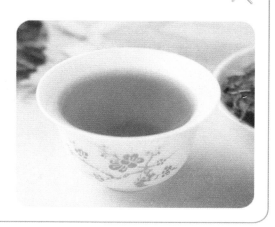

夏枯草

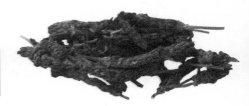

别 名	性味归经	使用禁忌
胀饱草、棒槌草、锣锤草	性寒，味苦、辛；归肝、胆经	由于夏枯草性寒，故脾胃虚弱者应慎服；气虚者慎用

❀ 功效主治

　　夏枯草具有清肝散结的功效。常用于治疗瘰疬、瘿瘤、乳痈、乳癌、目赤痒痛、头晕目眩、口眼歪斜、筋骨疼痛、肺结核、急性黄疸型传染性肝炎、血崩、带下等病症。现代药理研究表明，本品能降低血压，故对高血压及高血脂有预防作用。

❀ 降脂作用

　　夏枯草含有的黄酮类成分能有效地降低血清总胆固醇、甘油三酯及低密度脂蛋白胆固醇的含量，预防动脉粥样硬化，防治高血脂。

❀ 选购保存

　　以色紫褐、穗大、无杂质者为佳。置通风干燥处保存，防潮。

夏枯草杜仲茶

●原料　夏枯草15克，杜仲8克

●做法

①将杜仲、夏枯草分别用清水冲净。

②将杜仲、夏枯草放入砂锅中，加适量清水，煮沸后转小火煎煮20分钟。

③滤取药汁，倒入杯中即可饮用。

●功效　本品能降压降脂、清热，对高血脂有一定疗效。

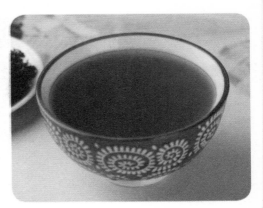

钩藤

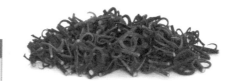

别 名	性味归经	使用禁忌
钩藤、吊藤、金钩藤、挂钩藤	性凉，味甘；归心、肝经	体虚者勿用，无火者忌服

❋ 功效主治

　　钩藤具有清热平肝、息风定惊的功效。主治小儿惊痫，大人血压偏高、头晕目眩。现代药理研究表明，本品有明显的降压作用，对神经机能失调有显著疗效，所以能预防高血压及高血脂。

❋ 降脂作用

　　钩藤中含有的钩藤碱能抑制血小板聚集和抗血栓形成，预防动脉粥样硬化，从而能防治高血脂。

❋ 选购保存

　　选购钩藤时，以钩状明显，无杂质，质干着为佳。置通风干燥处保存，防潮、防霉。

钩藤首乌银杏叶茶

●原料　何首乌5克，银杏叶8克，钩藤10克

●做法

①将何首乌、银杏叶、钩藤分别用清水冲净。

②将何首乌、银杏叶、钩藤放入砂锅中，加适量清水，煮沸后转小火煎煮20分钟。

③滤取药汁，倒入杯中即可饮用。

●功效　本品能养血活血、养心安神、降压降脂，防治心脑血管疾病。

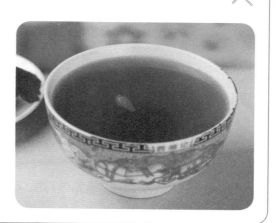

车前子

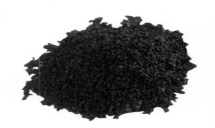

别　名	性味归经	使用禁忌
车前实、猪耳朵穗子、凤眼前仁	性寒，味甘；归肾、膀胱、肝、肾经	凡内伤劳倦、阳气下陷、肾虚精滑及内无湿热者慎服

❀ 功效主治

　　车前子具有利水、清热、明目、祛痰的功效。主要用于治疗小便不利、淋浊带下、血淋尿血、水肿膨胀、黄疸、暑湿泻痢、目赤障翳、痰热咳嗽等常见病症。现代药理研究表明，本品的煎剂有明显的降压作用，能预防高血压、高血脂。

❀ 降脂作用

　　车前子中含有一种拟胆碱的物质，该物质能清除血管壁上沉积的胆固醇，从而降低血脂，防止动脉硬化。

❀ 选购保存

　　以质坚、饱满、黑紫色或棕褐色、有光泽、无病害、无杂质者为佳。置通风干燥处保存。

车前子丹参冬瓜皮茶

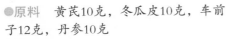

●原料　黄芪10克，冬瓜皮10克，车前子12克，丹参10克

●做法

①将黄芪、冬瓜皮、车前子、丹参分别用清水冲净。

②将黄芪、冬瓜皮、车前子、丹参放入砂锅中，加适量清水，煮沸后转小火煎煮20分钟。

③滤取药汁，倒入杯中即可饮用。

●功效　本品能益气健脾、活血化瘀、利水祛湿，对高血脂有一定疗效。

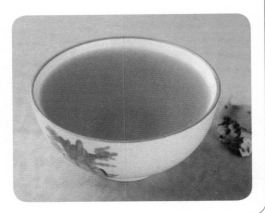

葛根

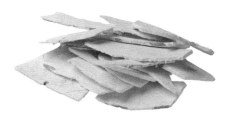

别名	性味归经	使用禁忌
干葛、甘葛、粉葛、黄葛根	性凉，味甘、辛；归脾、胃经	葛根性凉，易于动呕，胃寒者应当慎用；夏日表虚汗者尤忌

✦ 功效主治

　　葛根具有升阳解肌、透疹止泻、除烦止渴等功效。常用于治疗伤寒、发热头痛、烦热消渴、泄泻、痢疾、斑疹不透、高血压、心绞痛、耳聋等病症。现代药理研究表明，本品的有效成分有显著降糖、降血脂的作用，能降低血清胆固醇和甘油三酯，对高血糖、高血脂有显著疗效。

✦ 降脂作用

　　葛根中含有黄酮类物质，研究表明，该类物质具有显著的清热及降血脂作用，能防治高血脂。

✦ 选购保存

　　以块肥大、质坚实、色白、粉性足、纤维性少者为佳；质松、色黄、无粉性、纤维性多者质次。置通风干燥处保存，防潮。

葛根丹参首乌茶

●原料　葛根10克，丹参20克，黄精10克，首乌8克，桑寄生10克

●做法

①将葛根、丹参、黄精、首乌、桑寄生分别用清水冲净。

②将葛根、丹参、黄精、首乌、桑寄生放入砂锅中，加适量清水，煮沸后转小火煎煮20分钟。

③滤取药汁，倒入杯中即可饮用。

●功效　本品能活血化瘀、降压减脂，对防治高血脂有一定作用。

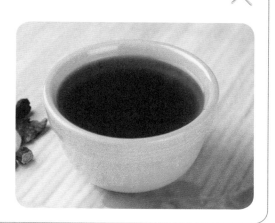

紫苏子

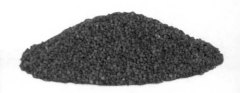

别名	性味归经	使用禁忌
苏子、黑苏子	性温，味辛；归肺、脾经	阴虚咳喘、脾虚滑泄者禁用

功效主治

紫苏子具有降气消痰、解表散寒、行气和胃、平喘、润肠的功效。用于痰壅气逆、咳嗽气喘、肠燥便秘、妊娠呕吐、胎动不安等症。紫苏子还可解鱼蟹中毒。

降脂作用

紫苏子中含有的脂肪油能降低血清胆固醇和低密度脂蛋白的含量，改变高密度脂蛋白与低密度脂蛋白之间的比例，从而达到降低血脂的作用。

选购保存

紫苏子的成品果皮薄而脆，易压碎，种子黄白色，种皮膜质，子叶2枚，类白色，富有油性，压碎有香气，味微辛。以种子完整，无杂质者为佳。置通风干燥处保存。

紫苏子茶

● 原料　紫苏子10克

● 做法

①将紫苏子用清水冲净。

②将紫苏子放入砂锅中，加适量清水，煮沸后转小火煎煮20分钟。

③滤取药汁，倒入杯中即可饮用。

● 功效　本品能降低血清总胆固醇和血脂，对高血脂有一定疗效。

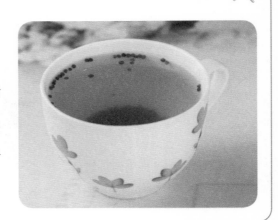

地骨皮

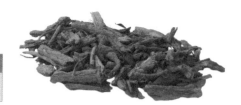

别　名	性味归经	使用禁忌
地节、枸杞根、枸杞根皮	性寒，味甘；归肺、肝、肾经	因外感风寒所引起的发热不宜用本品；脾胃虚寒、便溏者忌服

❀ 功效主治

　　地骨皮具有清热凉血的功效，常用于治疗虚劳、潮热、盗汗、肺热咳喘、吐血、衄血、血淋、消渴、高血压、痈肿、恶疮等病症。

❀ 降脂作用

　　地骨皮中含有的谷固醇和桂皮酸能有效地降低血清总胆固醇和血脂，保护血管，预防高血脂的发生。

❀ 选购保存

　　地骨皮的成品外表面灰黄色或棕黄色，粗糙，有错杂的纵裂纹，易剥落；内表面黄白色，较平坦，有细纵纹。质轻脆，易折断，断面不平坦，外层棕黄色，内层灰白色。气微臭，味微甘。以块大、肉厚、无木心与杂质者为佳。置通风干燥处保存，防潮。

地骨皮豨签草茶

●原料　地骨皮10克，豨签草15克

●做法

①将地骨皮、豨签草分别用清水冲净。

②将地骨皮、豨签草放入砂锅中，加适量清水，煮沸后转小火煎煮20分钟。

③滤取药汁，倒入杯中即可饮用。

●功效　本品能降低血清总胆固醇和血脂，高血脂、高血压患者可常饮。

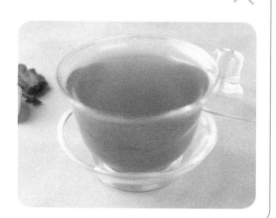

桑寄生

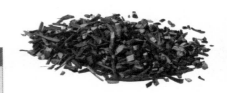

别　名	性味归经	使用禁忌
寄生草、寄生树、冰粉树	性平，味苦；归肝、肾经	桑寄生性缓气和，可升可降，一般人均可服用，并无所忌

功效主治

　　桑寄生具有补肝肾、强筋骨、去风湿、通经络、安胎等功效。主治腰膝酸痛、筋骨痿弱、脚气、风寒湿痹、胎漏血崩、产后乳汁不下等症。临床多应用此药来治疗高血压，药理研究也表明，本品的有效成分有降压作用，故对高血压、高血脂有预防作用。

降脂作用

　　桑寄生中含有的黄酮类物质能扩张冠脉血管，使冠脉血流量加大，增加心肌供血，防治血栓及高血脂。

选购保存

　　以质坚硬，断面黄白色，味涩，枝细，外皮棕褐色者为佳。置通风干燥处保存，防潮、防霉。

桑寄生茶

●原料　桑寄生15克

●做法

①将桑寄生用清水冲净。

②将桑寄生放入砂锅中，加适量清水，煮沸后转小火煎煮20分钟。

③滤取药汁，倒入杯中即可饮用。

●功效　本品能扩张血管，防治动脉粥样硬化，预防高血脂。

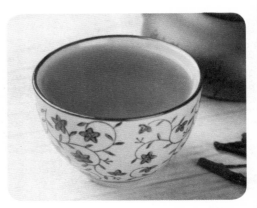

天 麻

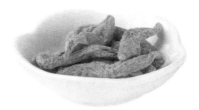

别　名	性味归经	使用禁忌
定风草、明天麻、冬彭	性平，味甘；归肝、脾、肾、胆、心、膀胱经	凡脾胃虚弱、呕吐泄泻、腹胀便溏、咳嗽痰多者慎用

❉ 功效主治

　　天麻具有息风、定惊的功效。主治眩晕、头风头痛、肢体麻木、抽搐拘挛、半身不遂、语言蹇涩、急慢惊风、小儿惊痫动风。现代医学研究证明，天麻尚有明目和显著增强记忆力的作用，久服可平肝益气、利腰膝、强筋骨。

❉ 降脂作用

　　天麻中含有的天麻素能降低血清总胆固醇、甘油三酯及低密度脂蛋白的含量，可预防动脉硬化、抗自由基，并抑制血小板聚集，保护心脑血管，防治高血脂。

❉ 选购保存

　　天麻成品呈长椭圆形、略扁、稍皱缩略弯曲，一端有红色或棕色的残留茎，另一端有圆脐状的根痕。表面黄白色或淡黄棕色，多纵皱、质坚硬，切开后断面平坦，无纤维点，呈半透明角质状，有光泽，味微苦带甜，嚼之有黏性。置通风干燥处保存。

灵芝天麻茶

●原料　灵芝10克，天麻15克
●做法
①将灵芝、天麻分别用清水冲净。
②将灵芝、天麻放入砂锅中，加适量清水，煮沸后转小火煎煮20分钟。
③滤取药汁，倒入杯中即可饮用。
●功效　本品能安神、平肝息火，活血，对高血压、高血脂、肝炎、心律失常、肝硬化、血管硬化、神经衰弱等均有一定治疗效果。

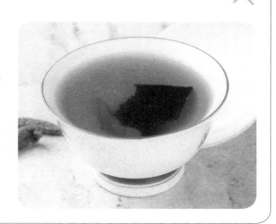

酸枣仁

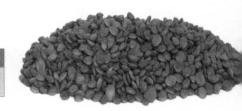

别　名	性味归经	使用禁忌
枣仁、酸枣核	性平，味甘；归心、脾、肝、胆经	凡有实邪郁火及患有滑泄症者慎服，滑泄者不宜服用

❋ 功效主治

酸枣仁具有养肝、宁心安神、敛汗的功效。主治虚烦不眠、惊悸怔忡、烦渴、虚汗等症。现代药理研究表明，本品的煎剂具有镇静、催眠作用，能引起血压持续下降，故能预防高血压、高血脂。

❋ 降脂作用

酸枣仁中含有的酸枣仁总苷能有效地降低血清中的胆固醇，升高高密度脂蛋白，降低血脂，预防高血脂引起的动脉硬化。

❋ 选购保存

以粒大、饱满、有光泽、外皮红棕色、种仁色黄白者为佳。置通风干燥处保存，防潮、防霉。

酸枣仁当归玉竹茶

●原料　山楂15克，当归10克，玉竹10克，酸枣仁10克

●做法

①将酸枣仁、玉竹、当归、山楂分别用清水冲净。

②将酸枣仁、玉竹、当归、山楂放入砂锅中，加适量清水，煮沸后转小火煎煮20分钟。

③滤取药汁，倒入杯中即可饮用。

●功效　本品能滋阴养血、清热利水、安神，对高血脂有一定治疗效果。

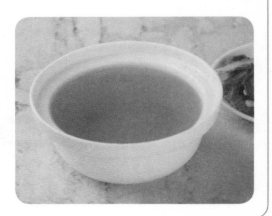

桑叶

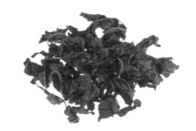

别　名	性味归经	使用禁忌
铁扇子、家桑叶、枯桑叶	性寒，味甘、苦；归肺、肝经	本品是清热明目、美肤消肿的良药，并无禁忌

功效主治

桑叶有祛风清热、凉血明目等功效。用于治疗发热、头痛、目赤、口渴、肺热咳嗽、风痹、下肢水肿等症。现代药理研究表明，桑叶茶可降低血脂、软化血管、清除体内过氧化物，从而对高脂血症的血清脂质升高及动脉粥样硬化有抑制作用。

降脂作用

桑叶中含有的植物固醇、黄酮类成分能降低血清脂肪，降低血清中胆固醇的含量，降低血液的黏稠度，防治高血脂引起的动脉硬化。

选购保存

选购桑叶时，以叶大而肥，色黄橙者为佳。桑叶应置通风干燥处保存，防潮、防蛀。

桑叶荷叶茶

●原料　桑叶10克，干荷叶10克，茶叶5克

●做法

①将桑叶、荷叶分别用清水冲净。

②将桑叶、荷叶放入砂锅中，加适量清水，煮沸后转小火煎煮20分钟。

③茶叶放入杯中，滤取药汁，倒入装有茶叶的杯中闷3~5分钟，即可饮用。

●功效　本品能疏散风热、清肝明目、清暑利湿、升阳止血，有助于降血压、降血脂。

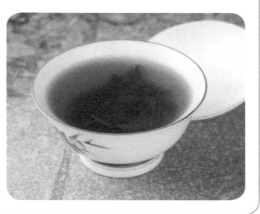

淫羊藿

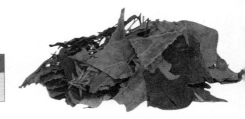

别　名	性味归经	使用禁忌
三枝九叶草、羊合叶、仙灵脾	性温，味辛、甘；归肝、肾经	阴虚火盛、五心烦热、多梦遗精、性欲亢进、阳强易举者忌用

❋ 功效主治

　　淫羊藿具有补肾壮阳、祛风去湿、益气强心等功效。多用于治疗男子不育、阳痿不举、早泄遗精、女子不孕、小便淋沥、筋骨挛急、半身不遂、腰膝无力、风湿痹痛、四肢不仁。现代药理研究表明，本品能使心肌张力明显增强，很好地预防高血压、高血脂等病症。

❋ 降脂作用

　　淫羊藿中含有的黄酮类成分能清除自由基，保护血管。而其含有的槲皮素能增强毛细血管的抵抗力，降低血清中胆固醇的含量，从而降低血脂。

❋ 选购保存

　　以无根茎、叶片多、色带绿、无杂质者为佳。置通风干燥处保存，防潮。

淫羊藿黄精泽泻茶

●原料　黄精10克，淫羊藿10克，泽泻8克，山楂15克

●做法
①将黄精、淫羊藿、泽泻、山楂分别用清水冲净。
②将黄精、淫羊藿、泽泻、山楂放入砂锅中，加适量清水，煮沸后转小火煎煮20分钟。
③滤取药汁，倒入杯中即可饮用。

●功效　本品能降低低密度脂蛋白，减少胆固醇含量，降低血脂。

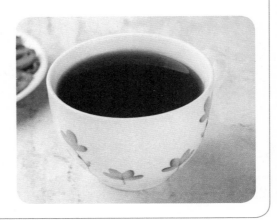

桑白皮

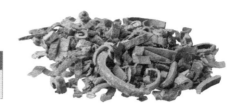

别　名	性味归经	使用禁忌
桑根白皮、桑根皮、桑皮	性寒，味甘；归肺经	肺虚无火、小便多及风寒咳嗽者忌用

功效主治

桑白皮具有泻肺平喘、利尿消肿的功效。多用于肺热咳喘、痰多及浮肿、小便不利、水肿等症。现代药理研究表明，本品的煎剂有降低血压的作用，能有效防治高血压、高血脂。

降脂作用

桑白皮中含有的黄酮类衍生物和三萜化合物能降低血脂和胆固醇，能扩张血管和保护血管，从而起到降低血脂的作用。

选购保存

以体轻，质韧，纤维性强，难折断，易纵向撕裂，撕裂时有粉尘飞扬，气微，味微甘者为佳。置通风干燥处，防潮、防蛀。

桑白皮茶

●原料　桑白皮15克

●做法

①将桑白皮用清水冲净。

②将桑白皮放入砂锅中，加适量清水，煮沸后转小火煎煮20分钟。

③滤取药汁，倒入杯中即可饮用。

●功效　本品能降糖降脂，对高血脂及高血糖均有一定防治作用。

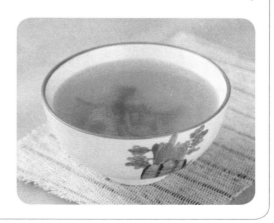

黄 连

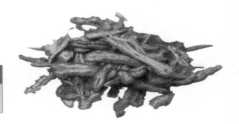

别 名	性味归经	使用禁忌
王连、元连、鸡爪连、川连	性寒，味苦；归心、肝、胃、大肠经	凡阴虚烦热、胃虚呕恶、脾虚泄泻、五更泄泻者慎服

❀ 功效主治

黄连有泻火燥湿、解毒杀虫的功效。主治时行热毒、伤寒、热盛心烦、痞满呕逆、菌痢、热泻腹痛、肺结核、吐衄、消渴、疳积、蛔虫病、百日咳、咽喉肿痛、火眼口疮、痈疽疮毒等症。此外，黄连还可使心肌收缩能力增强，有明显的降压作用，能有效预防高血压、高血脂。

❀ 降脂作用

黄连中含有的小檗碱能抑制血小板聚集，调节血脂，有利于改善高血压和高血脂患者凝血异常和血脂紊乱的现象。

❀ 选购保存

黄连有雅连与云连之分。雅连以身干、粗壮、无须根、形如蚕者为佳；云连以干燥、条细、节多、须根少、色黄者为佳。置通风干燥处保存，防潮、防霉。

黄连茶

●**原料** 黄连10克

●**做法**

① 将黄连用清水冲净。

② 将黄连放入砂锅中，加适量清水，煮沸后转小火煎煮20分钟。

③ 滤取药汁，倒入杯中即可饮用。

●**功效** 本品中黄连所含的黄连素能降血脂，所以长期服用对高血脂有防治作用。

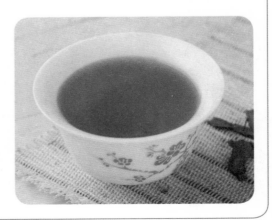

山茱萸

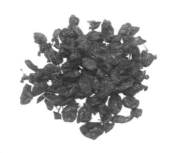

别　名	性味归经	使用禁忌
蜀枣、鼠矢、鸡足、山萸肉	性微温，味酸；归肝、肾经	素有湿热、小便不利、强阳不痿者不宜用本品

❋ 功效主治

　　山茱萸具有补肝肾、涩精气、固虚脱的功效。主要用于治疗腰膝酸痛、眩晕、耳鸣、阳痿、遗精、小便频数、肝虚寒热、虚汗不止、心悸脉散、崩漏带下、月经过多等病症。现代药理研究表明，本品有强心作用，能使血流量增加，其醇提物还有降血脂作用，可降低血清甘油三酯、胆固醇的含量，抗动脉硬化，故能防治高血脂。

❋ 降脂作用

　　山茱萸中含有的亚油酸可降低血脂，防止动脉硬化；其所含的谷固醇能降低血清总胆固醇和血脂，预防高血脂的发生。

❋ 选购保存

　　以干燥、无杂质、果肉大者为佳。置通风干燥处保存。

山茱萸绞股蓝茶

●原料　山茱萸8克，绞股蓝10克

●做法

①将山茱萸、绞股蓝分别用清水冲净。

②将山茱萸、绞股蓝放入砂锅中，加适量清水，煮沸后转小火煎煮20分钟。

③滤取药汁，倒入杯中即可饮用。

●功效　本品能清热、补肝益肾，对高血脂有一定防治效果。

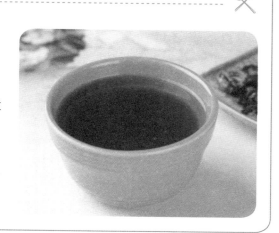

莱菔子

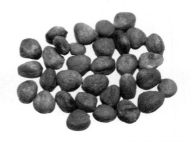

别　名	性味归经	使用禁忌
萝卜子、萝白子、菜头子	性平、味辛、甘；归肺、脾、胃经	本品辛散耗气，故气虚及无食积、痰滞者慎用；忌与人参同用

⊛ 功效主治

　　莱菔子具有消食除胀、降气化痰的功效。用于饮食停滞、脘腹胀痛、大便秘结、积滞泻痢、痰壅喘咳等症。现代医学研究证明，莱菔子还有抗菌、祛痰、镇咳、平喘、改善排尿功能及降低胆固醇，防止动脉硬化等作用，故能防治高血脂。

⊛ 降脂作用

　　莱菔子含有的谷固醇成分能控制人体血清胆固醇含量、防止冠状动脉粥样硬化，从而预防高血脂，对冠心病也有一定的辅助疗效。

⊛ 选购保存

　　莱菔子仁呈黄白色或黄色，有油性，无臭，味甘，微辛。以粗大、饱满、油性大者为佳。置通风干燥处保存，防潮、防蛀。

莱菔子茶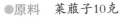

●原料　莱菔子10克

●做法

①将莱菔子分别用清水冲净。

②将莱菔子放入砂锅中，加适量清水，煮沸后转小火煎煮20分钟。

③滤取药汁，倒入杯中即可饮用。

●功效　本品能降低胆固醇含量，降低血脂，对高血脂有一定疗效。

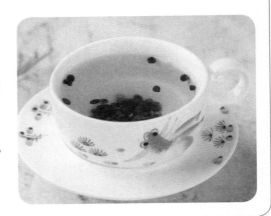